广东省名中医

符文彬

针灸治疗疑难病

临证验案

周晓晖　张光彩 主编

U0129567

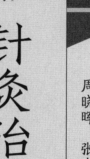

SPM
南方传媒

广东科技出版社
全国优秀出版社

· 广 州 ·

图书在版编目（CIP）数据

广东省名中医符文彬针灸治疗疑难病临证验案 / 周晓晖，
张光彩主编. —广州：广东科技出版社，2024.1
ISBN 978-7-5359-8128-8

Ⅰ.①广⋯ Ⅱ.①周⋯ ②张⋯ Ⅲ.①疑难病－针灸疗法
Ⅳ.①R245

中国国家版本馆CIP数据核字（2023）第164413号

广东省名中医符文彬针灸治疗疑难病临证验案
Guangdong Sheng Mingzhongyi Fu Wenbin Zhenjiu Zhiliao Yinanbing Linzheng Yan'an

出 版 人：严奉强
责任编辑：黎青青　李二云
装帧设计：友间文化
责任校对：李云柯
责任印制：彭海波
出版发行：广东科技出版社
　　　　　（广州市环市东路水荫路11号　邮政编码：510075）
销售热线：020-37607413
https://www.gdstp.com.cn
E-mail：gdkjbw@nfcb.com.cn
经　　销：广东新华发行集团股份有限公司
印　　刷：广州市彩源印刷有限公司
　　　　　（广州市黄埔区百合3路8号）
规　　格：710 mm×1 010 mm　1/16　印张11　字数220千
版　　次：2024年1月第1版
　　　　　2024年1月第1次印刷
定　　价：68.00元

如发现因印装质量问题影响阅读，请与广东科技出版社印制室联系调换（电话：020-37607272）。

符文彬 医学博士，主任医师，博士研究生导师，广东省名中医，广东省医学领军人才，享受国务院特殊津贴。现任广东省中医院针灸大科主任、学科带头人，全国中医、中药、针灸专业学位研究生教育指导委员会委员，中国针灸学会副会长，中国针灸学会睡眠健康管理专业委员会主任委员，广东省针灸学会会长，教育部高等学校中医学类专业核心课程《针灸治疗学》课程联盟副理事长。已在海南省中医院、西藏林芝市藏医院、深圳市宝安中医院、东莞市中医院、南宁市中西医结合医院、贵州中医药大学第二附属医院、杨继洲针灸医院、中山大学附属第八医院、广东药科大学附属第一医院、江门市五邑中医院等成立"符文彬教授名医工作室"并带徒，是深圳市、东莞市政府引进高层次医学团队"广东省中医院符文彬教授针灸学团队"带头人。主编"十三五"规划教材、全国中医住院医师规范化培训教材《针灸学》，广州中医药大学特色教材《临床针灸学》《针灸临床特色技术》；副主编全国中医药行业高等教育"十二五""十三五""十四五"规划教材《针灸治疗学》；主编《司徒铃针灸传薪集》《岭南天灸疗法精要》等专著17部。是《睡眠的自然与科学》（*Nature and Science of Sleep*）、《细胞》（*Cells*）、《精神病学前沿》（*Frontiersin Psychiatry*）、《情感障碍杂志》（*Journal of Affective Disorders*）、《实验神经学杂志》（*Experimental Neurology*）等杂志特约审稿人。

从事针灸临床、教学、科研工作36年，对针灸治疗抑郁相关病症以及疑难脑病临床和理论研究有较深的造诣。提出"一针二灸三巩固"的针灸阶梯临床治疗模式。发表论文312篇，其中SCI 48篇。主持国家级课题11项，省部级课题35项；获国家科技进步二等奖1项，教育部科技进步一等奖2项，广东省科技进步二等奖3项、三等奖1项，中国针灸学会科技进步奖二等奖5项，华夏医学科技奖三等奖1项，中国中西医结合学会科学技术奖二等奖1项；国家发明专利3项，实用型专利8项；牵头制定国际标准1项、地方标准2项、团体标准9项。

符文彬教授熟读中医经典，用经典指导临床，擅长临床与现代结合，提出"一针二灸三巩固"的针灸阶梯临床治疗模式，倡导"整合针灸学"，明确针灸整合作用的重要性，把握针灸学与其他学科的融合，对针灸治疗痛症、失眠及抑郁相关病症临床和理论研究有较深的造诣。其不仅重视传统针法和灸法的应用，对于现代针灸方法如腹针、眼针、舌针、耳针等微针技术也灵活运用，根据不同的辨证、病变部位，选择不同的方法。

一、选穴少而精，重"调神"

符文彬教授选穴向来少而精，善用特定穴，如八脉交会穴、五输穴、原穴等，注重全身体质的调理，远端取穴巧而精妙。神是人体生命活动的主宰及其外在总体表现的统称。《素问·灵兰秘典论》曰："心者，君主之官也，神明出焉。"心藏之神既主宰人体生命活动，又主精神意识思维情志，心神伤则致脏腑气机紊乱，故符文彬教授重视针刺治神、调神、守神，以期效果达到"天人感应，心物一元"的认识论。符文彬教授认为，每一个从事针灸临床的医生都应该静下心来，认真考虑在诊疗过程中如何去注意"神"的问题，这样才能在恬淡虚静的状态下调整五脏。肝主疏泄，功能正常则气机调畅，气血和调，情志即清朗。因此"调神"结合"疏肝"，可改善患者心、身症状。

二、心胆同治

临床上很多疾病单纯采用教科书式治疗方法未能获得最佳疗效，因此符文彬教授提出"心胆论治"理论，并贯穿于"一针二灸三巩固"整体治疗中，用于治疗痛症、精神类疾病、内分泌疾病、免疫系统疾病等。《灵枢·邪客》记载"心者，五脏六腑之大主也，精神之所舍也""故主明则下安……主不明则十二官危"。"胆主决断，其气通于心"，符文彬教授提出以内关、阳陵泉为主穴的"心胆论治针灸术"。内关为手厥阴心包经的络穴、八脉交会穴，通阴维脉，一穴贯连三经，具有养心安神、疏通气血的作用；阳陵泉为筋会、胆经合穴和胆之下合穴，两穴相配木火相生、安神定志。常用的"心胆论治"组穴包括：针刺内关、阳陵泉、外关、足临泣，刺络于心俞、胆俞，埋皮内针于厥阴俞、阳纲、神堂、魂门。

三、重用灸法治疗疑难病

符文彬教授谨遵"针所不为，灸之所宜"及"药之不及，针之不到，必须灸之"等古训，重视灸法，认为"灸宜百病""难病必灸""大病需灸"，在继承岭南针灸名家司徒铃教授传统灸法的基础上发展创新，善用"大接经灸法"治疗疑难病。其认为阳受气于四末，在临床上对"大接经法"进行发挥，易针刺为灸法，形成"大接经灸法"，用于治疗多种疑难病症，常收效显著。疑难病的病机复杂，病变涉及多脏腑、多经脉，治疗上从十二经脉营气流注理论出发可达到纲举目张的效果，避免制订治疗方案时挂一漏万，且强调阳气对人体的作用。针对患者的病因病机，根据穴性辨证选穴，提高了疑难病治疗效果，对疑难病的针灸治疗有一定启发。

精灸疗法是符文彬教授在继承针灸大家司徒铃教授传统麦粒灸的基础上，通过多年的临床实践提出的灸疗新技术。其采用小米粒大小的艾炷于穴位上燃烧，从而达到治疗全身疾病的作用，具有耗材少、治疗时间短、灸量灸度易控制的特点，因艾绒精致、热力集中、透热迅速、刺激量大，一壮可达到普通发泡灸多壮之效，因此命名为"精灸"。其操作程序是将艾绒做成底直径约 2 mm、高约 3 mm 大小的圆锥形艾灸炷，以万花油标记穴位，再将艾炷置于穴位上点燃，待患者诉灼痛难以忍受时夹走艾炷，根据疾病及个体化给灸以不同壮数。精灸疗法由符文彬教授提出后，首先运用于肌肉关节疼痛性疾病的治疗，随着人才的培养及技术的推广，目前已经在临床广泛运用，现临床实践表明其在内、外、妇、儿等各科疾病的治疗中均有疗效，并且在动物实验中证实了其作用机制。

四、形成"一针二灸三巩固"治疗模式

符文彬教授倡导整合多种治疗技术与多学科知识，不断吸收最新研究进展，以解决针灸临床上的难点。《素问·异法方宜论》曰："圣人杂合以治，各得其所宜。故治所以异而病皆愈者，得病之情，知治之大体也。""一针二灸三巩固"是根据患者阴阳、虚实及合并症有的放矢地将毫针、艾灸、刺络、皮内针疗法有机结合而制订的针灸治疗方案。"一针"：毫针针刺。"二灸"：传承发展司徒铃教授优质艾绒艾炷灸的一种"精小艾炷"直接灸法，即精灸，具有补阳不伤阴、灸时短、灸数少、效宏力专的优势。"三巩固"：运用皮内针、耳针、耳穴贴压、刺络放血等技术，起到巩固疗效的作用。"一针二灸三巩固"的整合针灸治疗模式是在脏腑经络辨证的基础上根据疾病的不同时期以及疾病的轻重缓急来选择合适的治疗方法加以整合，是中医整体观的延伸。

符文彬教授治学严谨，具有高尚的医德、精湛的医术，深受患者的信赖。其学术思想源于经典，工于临床，不拘泥于一家一说，同时又关注国际最新研究进展，不断开拓诊疗思路。在针灸古典医籍的整理、腧穴研究及临床应用方面经验颇丰，临床疗效甚佳。

皇甫谧著《针灸甲乙经》，由《素问》《灵枢》《明堂孔穴针灸治要》的经典理论汇合而成。王惟一撰《铜人腧穴针灸图经》，详注穴位，绘制成图，纂集旧闻，订正讹谬，其铸造的针灸铜人今仍能作为针灸考核之法。杨继洲著《针灸大成》记历代名家针灸医案。从古至今，中医大家皆著书立说，各抒己见，流传于世，这种模式沿袭至今，对后世医者影响深远。通过研读中医大家医案，继承其宝贵的诊疗理论和丰富的临床经验，是医者提高临床疗效的不二捷径和必经之路。现正值国家大力发展中医药事业的大好时机，而针灸是中医药走出国门的排头兵，颇受海内外人士的青睐，其作为简便效廉的绿色疗法享誉国际社会。

今喜闻符文彬教授及门下弟子合力编撰的《广东省名中医符文彬针灸治疗疑难病临证验案》即将出版，求序于余。符文彬教授倡导整合多种治疗技术与多学科知识，形成"一针二灸三巩固"治疗模式。名中医典型医案，是名老中医学术思想经验传承的范本，是中医药理论创新发展的源泉。顽疾痼疾均是医学界难以解决的心头之患。本书系统梳理了符文彬教授自2014年在海南省中医院成立"符文彬教授名医工作室"以来，查房带教及门诊坐诊的疑难病、代表性医案，结合中西医诊疗技术，同时参考了国内外最新研究进展，进行深入的分析探讨，展示其独特的学术思想。符文彬教授毫无保留地将自己从医以来的所感、所悟及所擅长诊治疾病的临床经验贡献出来，内、外、妇、儿等各科疑难杂病均有涉及，内容着实丰富，尤其对针灸治疗痛症、失眠及抑郁相关病症临床和理论研究有较深的心得造诣。这给疑难杂症患者带来了福音，可谓是"沉舟侧畔千帆过，病树前头万木春"。符文彬教授不仅重视传统针法和灸法的应用，对于现代针灸方法如腹针、眼针、舌针、耳针等微针技术也灵活运用。本书对于指导针灸临床实践及提高医者的素养具有较大的价值，实为临床参考之佳作，后学之津梁也。故欣然作序。

国医大师

首届全国名中医

林天东

2023年6月

名中医的学术思想和临证经验是中医药学的重要组成部分，能突显中医药的特色和优势，其学术经验之精华集中反映于医案。医案，又称诊籍、脉案、方案、病案，萌芽极早、历史悠久、内容丰富、传承久远、覆盖广阔，是中医记录及解析个案诊疗全过程、叙议结合的传统临证文本，体现了中医辨证思路及理法方药的综合应用。医案在中医学术经验传承中具有不可替代的学术地位，在中医的学习、临证、科研中，具有极其重要的指导作用。名中医典型医案，是名老中医学术思想经验传承的范本，是中医药理论创新发展的源泉，是构建和创新中医药理论的重要依据和支持。几千年来，历朝、历代政府和学界都尽力保存先贤的医案，这是宝贵的中医文献，对传承和交流历代名医学术经验有着不可替代的作用，为当时及后世研究与弘扬中医药文化留下了巨大财富和发展空间。

　　符文彬教授是广东省名中医、广东省医学领军人才，心系岐黄，躬身实践，精诚为医。本书系统整理了符文彬教授自2014年在海南省中医院成立"符文彬教授名医工作室"以来，查房带教及门诊坐诊的疑难病、代表性医案。作者结合中西医诊疗技术，同时参考国内外最新研究进展，对医案进行了深入的分析探讨，展示了符文彬教授独特的学术思想。医案详明，按语精当，读者通过学习，可细心揣摩符文彬教授临证思维的智慧，掌握其对穴位及经方、时方的运用技巧和宝贵的临床用药经验，触类旁通，对提高读者辨证论治水平和临床疗效有极大的帮助。希望本书能为广大针灸临床工作者带来宝贵的参考价值，书中难免有疏漏之处，恳请读者提出宝贵意见，以便再版时予以完善。

本书编写期间海南、广州相继发生新冠疫情，交稿时间一再延迟，好事多磨，最终在全体编委的努力下，在新的一年到来前成稿，在此对海南省卫生健康委员会、海南省中医院、海南省人民医院、海口市中医医院、海南西部中心医院、广东省中医院和广东科技出版社表示衷心感谢。

目 录

第一章

内科病症

第一节 偏头痛

●病例●

患者王某，女性，45岁，于2021年3月13日初诊。

病史摘要 患者于5年前无明显诱因下出现左侧额部、颞部反复性疼痛，经期加重，针灸按摩后有所缓解。近1个月患者自觉头痛加重，伴右足跟早起踩地痛，平素畏寒、乏力、耳鸣，偶有头晕，无恶心、呕吐，无口干、口苦，夜间睡眠差，胃纳可，二便调，舌淡暗，苔白腻，脉沉细无力。无食物、药物过敏史。

西医诊断 偏头痛。

中医诊断 头痛（气虚血瘀证）。

治则 益气活血，化瘀通络。

处方

体针：百会、印堂、神庭、外关（双）、足临泣（双）、仆参（右）。

精灸：颈百劳、风池、引气归元组穴（中脘、下脘、气海、关元，下简称"引气归元"）、太溪、悬钟。

刺络：耳尖、心俞、大椎。

埋耳针：心、胆（双耳交替）。

治疗经过 体针针刺后行平补平泻法，留针30分钟，取针后行精灸治疗，每穴2壮，精灸后穴位刺络放血，最后单耳埋耳针，每次留针2天，再次埋针时选对侧耳朵。以上方为主治疗，每周3次。患者诉治疗2次后头痛明显减轻，治疗6次后经期发作频率降低。

按语 本病主要属少阳经病，与心、肝、肾等有关。因此，选择少阳经的八脉交会穴外关和足临泣，其分别通阳维脉和带脉，从两经巡行路线上可以判断，该穴位主要治疗目外眦、颊、颈、耳后、肩部疾病，临床上外关有疏风清热、通利清窍的作用，足临泣有清泻肝胆、通利少阳经气作用，两穴相配在本案中起到通利清窍及少阳之经气的作用。同时选用督脉经穴百会、印堂、神庭通调督脉之气血兼调神，振奋一身阳气。精灸颈百劳、风池以祛风，缓解乏力，通畅头部气血；引气归元可补中益气，调补元气；太溪、悬钟以滋肾养阴、补骨填髓。刺络耳尖以疏通局部气血，泻有余之热。符文彬教授认为心主神明，而胆主决断，心胆两者沟通于经络，统一于神志，于耳穴心、胆处埋针可以维持并巩固疗效。

（桂树虹）

第二节　肩关节疼痛

病例

患者吴某，女性，59岁，于2022年12月5日初诊。

病史摘要　患者1个月前劳累后出现右肩部疼痛，因忙于家庭事务未给予处理，现自觉加重2天，遂就诊。初诊症见：右肩部疼痛、活动背屈稍受限，偶感左肩部疼痛、活动不受限，睡眠差，胃纳可，二便尚可，舌淡暗，苔薄黄，脉弦。否认过敏性鼻炎、哮喘等疾病史，无食物、药物过敏史。

西医诊断　肩关节疼痛。

中医诊断　痹证（瘀血闭阻证）。

治则　活血化瘀，通痹止痛。

处方

体针：肩三针（肩髃、肩前、肩贞）、臂臑、手三里（右）、合谷（右）、天宗。

精灸：肩髃、肩贞、肩髎。

刺络：大椎。

埋耳针：心、胆、肩关节（双耳交替）。

拔罐：肩部阿是穴。

治疗经过　体针针刺后，肩三针行泻法，余穴行平补平泻法，留针30分钟，取针后行精灸治疗，每穴2壮，精灸后穴位刺络放血，最后单耳埋耳针，每次留针2天，再次埋针时选对侧耳朵。以上方为主治疗，每周3次，拔罐每周1次，治疗2周后患者诉疼痛消失。

按语　患者以右肩部疼痛1个月，加重2天为主要表现，偶感左肩部疼痛，舌淡暗，苔薄黄，脉弦，当属中医学"痹证"。患者年过五旬，脏腑虚弱，脾胃亏虚，运化失司，水湿内停，积聚生痰，外感寒邪，痹阻筋脉，筋脉不舒。符文彬教授认为寒湿阻络夹瘀血，局部着痛，针刺应以局部取穴为主。肩三针、臂臑舒通局部经络，手三里、合谷、天宗主阳明经舒筋通络。拔罐肩部阿是穴祛瘀通络。精灸肩髃、肩贞、肩髎温经通络。患者睡眠差，通过与其聊天了解到近1个月因其母亲过世而忙乱操心，遂刺络大椎以泻心火，埋耳针于心、胆、肩关节巩固疗效。

（黄小珊）

第三节　痛风性关节炎

病例1

患者王某，男性，40岁，于2020年1月18日初诊。

病史摘要　患者痛风反复发作2年，6天前因饮酒，午夜突发左足跖趾关节肿痛，局部刺痛，伴活动障碍。患者1年前脑外伤后反应迟缓，眼球运动不灵活，四肢关节变形，尤以踝关节严重，下肢腱反射亢进，巴宾斯基征阳性，肌张力高，起病后精神差，寐差，纳差，二便可，脉沉涩无力。

西医诊断 痛风性关节炎。

中医诊断 痹证（痰瘀阻滞，脾肾两虚证）。

治则 健脾化痰，活血化瘀，兼以补肾。

✍ **处方**

体针：阴陵泉、阳陵泉（缓解期可加用人迎穴调理）。

腹针：引气归元、大横、水分。

精灸：腰四穴〔脾俞（双）、膀胱俞（双）〕、神阙、引气归元。

刺络：三焦俞、局部刺络。

埋耳针：心、脑、肾、脾（双耳交替）。

中药：真武汤加桂枝、防风。茯苓15g，白术10g，白芍10g，生姜3片，桂枝15g，防风10g，熟附子（先煎）15g，6剂，水煎服。

中药外敷：针灸治疗1小时后外敷三黄散（大黄、黄柏、姜黄）。

治疗经过 体针针刺后，阴陵泉行泻法，阳陵泉行平补平泻法，腹针不行手法，留针30分钟，取针后行精灸治疗，每穴2壮，精灸后穴位刺络放血，最后单耳埋耳针，每次留针2天，再次埋针时选对侧耳朵。以上方为主治疗，每周2次。患者诉当次治疗后局部肿痛减轻，治疗5次后症状基本消失。

按语 痛风是一种由嘌呤代谢紊乱引起的疾病，与内分泌有关，患者年龄多在35岁以上，以男性为多，该病的病因尚未被充分阐明，10%～20%有家族史。痛风的临床表现主要有急慢性痛风性关节炎、关节畸形、尿路结石、肾脏病变等，其中以关节疼痛为主要症状；痛风的诱发因素，除了饮食，还有天气、外伤等；发作时给患者造成很大的痛苦。中医认为，生理情况下，水液代谢主要依靠三焦的气化作用和肺、脾、肾三脏的功能活动。三焦气化失宣是形成浊毒的主要病因。若三焦气塞、脉道壅闭，则水积为饮，不得宣行，聚成痰饮，日久脾、肾及三焦功能俱衰，则形成水肿、癃闭、关格等症。因此，针刺引气归元、大横、水分、阴陵泉以健脾利水，筋会阳陵泉，针刺得以舒筋、缓解疼痛，痛风发作时，局部刺络。艾灸腰四穴、引气归元加强温经除湿之功，神阙补肾，通过温肾阳从而壮脾阳，加强健脾利水。人迎是调节代谢最好的穴位，可在缓解期时选用，包括急腹症，也可用之，扎到颈动脉附近，使针随颈动脉搏动而进，若手法不熟，可用廉泉替代。

急性痛风性关节炎局部炎症反应剧烈，刺血疗法是迅速有效的治疗方法，疗效与出血量有关。点刺三焦俞以通调三焦、泻全身有余之火，配合局部腧穴，能迅速缓解红、肿、热、痛症状。该患者痛风反复发作，日久不愈，时轻时重，且疼痛呈刺痛感，关节变形，伴活动障碍，脉沉涩无力，诊断其为痰瘀阻滞，脾肾两虚证，治法为在泄化浊瘀、化痰通络的基础上兼顾补益肝肾。"诸痛痒疮，皆属于心"，加之患者脑外伤后导致肢体关节变形，故考虑选用耳针心、脑。本病病机为脾肾亏虚，因此，耳针"肾、脾"以补肾健脾巩固治疗。中药三黄散含大黄、黄柏、姜黄等中药，有清热利湿、通络止痛的作用，局部外敷能很好缓解局部炎症。口服中药以真武汤为底方起到温肾利水的作用，加桂枝、防风，可使发汗，加强利水之功。

（陆征麟）

·病例2·

患者谭某，男性，37岁，于2020年1月18日初诊。

病史摘要 患者1年前聚餐后出现右踝关节疼痛，休息后未能缓解，逐渐红肿，疼痛加重，不能行走，遂至当地医院就诊，检查后提示尿酸高，具体检查数据不详，诊断为"痛风""高尿酸血症"，给予口服秋水仙碱、苯溴马隆等药物后症状缓解。此后症状反复发作，10天前无明显诱因再次出现右踝关节红、肿、热、痛，口服止痛药后稍缓解，但仍不能直立行走，为求进一步治疗至海南省西部中心医院门诊就诊。刻下症见：右踝关节红肿，皮肤温度高，关节活动受限，舌淡，苔白，脉弦。否认高血压、糖尿病等。无食物、药物过敏史。辅助检查：血尿酸（2020年1月15日，海南省西部中心医院）示570 μmol/L。

西医诊断 痛风性关节炎。

中医诊断 痹证（湿热痹阻证）。

治则 清热利湿，活血化瘀。

处方

体针：印堂、人迎、三阴交、太冲、公孙。

腹针：引气归元、大横、水分。

刺络：局部患处。

耳针：心、肾、内分泌、脾（双耳交替）。

中药外洗：茯苓10 g，芍药10 g，生姜10 g，炮附子10 g，白术5 g，大黄（后下）10 g，黄芩10 g，黄柏10 g，黄连6 g，独活5 g，羌活10 g，防风10 g，桂枝15 g，每天1次。

治疗经过 体针针刺后行平补平泻法，留针30分钟，腹针不行手法，取针后行刺络放血，最后单耳埋耳针，每次留针2～3天，再次埋针选对侧耳朵。以上方为主治疗，每周2次。治疗2周后疼痛明显缓解，可直立行走。

按语 痛风性关节炎是临床上较常见的炎性反应性关节炎之一。本病常表现为单个关节的红、肿、热、痛，疼痛如刀割样或咬噬样，呈进行性加重，易反复发作。痛风性关节炎属于中医"湿热痹"范畴，一般认为，体内有热，复感外寒，郁闭内热，发而为病。元代朱丹溪《格致余论》曾记载："彼痛风者，大率因血受热已自沸腾，其后或涉冷水，或立湿地……寒凉外抟，热血得寒，污浊凝滞，所以作痛，夜则痛甚，行于阴也。"符文彬教授认为，本病发作与内分泌水湿代谢有关，针灸治疗的目的是减轻关节疼痛，控制病情进展，保护受累关节，需按"急则治其标，缓则治其本或标本兼治"的原则，进行辨证与辨病。本病脾虚为本，湿浊为标，久之湿浊留滞体内，郁而化热，气血闭阻而作痛。符文彬教授重视调神，印堂可调神安神、缓解疼痛；引气归元通过培补后天达到补肾健脾的目的；水分为任脉穴，具有利湿消肿之功；人迎穴是足阳明胃经穴位，为足阳明少阳之会，是气海所出之门户，可疏利局部气机。皮内针可达到维持疗效防止复发的功效，"诸痛痒疮，皆属于心"，本病与脾虚有关，需健脾补肾，因此选用耳针心、肾、内分泌、脾。另外，局部刺络放血祛瘀生新、泻热，嘱患者平时注意饮食调护。

（赵婷）

第四节 类风湿关节炎

病例1

患者陈某，女性，50岁，于2021年10月20日初诊。

病史摘要 患者因"周身多关节疼痛2年"入院。刻下症见：双膝关节、双指间关节、双腕关节及双踝关节疼痛，关节活动受限，遇冷加重，纳眠可，二便正常，舌暗，苔薄白，脉濡缓。查体：双膝关节、双指间关节、双腕关节、双踝关节压痛，关节畸形，活动受限，皮肤温度正常；双肩关节无压痛，关节活动受限。辅助检查（入院后）：白细胞计数7.3×10^9/L，红细胞计数3.98×10^{12}/L，血红蛋白110 g/L，中性粒细胞计数5.36×10^9/L，血肌酐40.4 μmol/L，C反应蛋白56.47 mg/L，类风湿因子670.71 U/mL，超敏C反应蛋白>10 mg/L，血沉120 mm/h，抗环瓜氨酸肽抗体469.5 U/mL。

西医诊断 类风湿关节炎。

中医诊断 痹证（风寒湿痹证）。

治则 祛风除湿，散寒除痹。

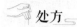 **处方**

体针：阳陵泉、内关、太溪、引气归元、水分。

发泡灸：四花穴［膈俞（双）、胆俞（双）］、肾俞。

刺络：大椎、委中、三焦俞。

耳针：心、胆（双耳交替）。

治疗经过 体针针刺后，太溪行补法，余穴位平补平泻，腹针不行手法，留针30分钟，取针后行发泡灸，注意避免局部皮肤感染，灸后行刺络放血，最后单耳埋耳针，每次留针2天，再次埋针选对侧耳朵。以上方为主治疗，每周2次。治疗6次后，患者周身多关节疼痛症状明显缓解，减发泡灸；继续治疗2周后，患者关节疼痛基本缓解，予以继续门诊巩固治疗。

按语 类风湿关节炎是一种自身免疫性疾病，以对称性、多关节炎性病变为主要临床表现，好发于手、腕、足等小关节，反复发作。早期有关节红、肿、热、痛和功能障碍，晚期关节可出现僵硬、畸形。本病在中医中属于"痹证"范畴。符文彬教授认为该患者"七七，任脉虚，太冲脉衰少，天癸竭"，故肾气亏虚，气化无权，水液内停，而致水湿痹阻经络，流注关节。《素问·至真要大论》曰"诸痛痒疮，皆属于心"，心包代心受邪，故选取手厥阴心包经的内关穴，该穴为调神之要穴，针刺可通心养神、缓解疼痛，同时改善患者的睡眠；阳陵泉，又名筋会、阳陵、阳之陵泉，是足少阳之脉所入为合的合上穴，为八会穴之筋会，可治筋病，针刺该穴可缓解疼痛，如《灵枢·邪气藏府病形》曰"……筋急，阳陵泉主之"；太溪为肾经原穴，可温肾阳利湿；中脘、下脘健运脾气，因手太阴肺经起于中焦，两穴兼可助肺气肃降，气海为气之海，关元培肾固本，中脘、下脘、气海、关元均位于任脉上，任督脉相通，因督脉入属于脑，四穴合用能调整脑神，宁心定志，故此方可起到治心肺、调脾胃、补肝肾的作用；水分有通调水道、理气止痛之效。艾灸有温阳散寒的作用，该患者反复发病日久，恐精灸效力微，发泡灸用于痹证类疾病尤为适宜。四花穴为双侧胆俞、膈俞的组合穴，胆俞疏调肝气，通调一身之气，配合以养血活血之膈俞，可谓气血并治；同时，胆俞主气属阳，膈俞主血属阴，一阳一阴，一气一血，相互制约，相互为用，调气和血，调整阴阳相得益彰。发泡灸取四花穴以活血通络，取肾俞增强补肾温阳之效。大椎、委中、三焦俞刺络放血以泄有余之气，调畅全身气机，行气止痛。最后，符文彬教授认为心主神明，而胆主决断，心胆两者沟通于经络，统一于神志，埋针此穴可以维持并巩固疗效。

（吴林）

病例2

患者云某，女性，42岁，于2018年3月16日初诊。

病史摘要　患者因"反复多关节疼痛18年余，加重3天"入院。刻下症见：双手指间关节、双肘关节、双肩关节、双髋关节、双膝关节及双脚趾间关节疼痛、肿胀、晨僵，局部皮肤温度稍高，关节明显畸形，无红肿，活动后疼痛加重，活动受限；全身乏力，喜暖，胃纳一般，夜寐差，二便可。查体：神志清晰，气平，体形偏瘦，对答切题，查体合作，言语清晰；头颅无畸形；眼睑正常眼球正常，眼球活动自如，结膜正常，无巩膜黄染，双瞳孔等圆、等大，双眼瞳孔对光反射灵敏；颈软，无抵抗，颈静脉无怒张，颈动脉搏动正常，气管居中，双侧甲状腺部位无肿大；胸廓对称，外形正常，无胸骨压痛；双手指间关节、肘关节、肩关节、髋关节、膝关节、脚趾间关节畸形，皮肤温度稍高，无皮损，活动受限，四肢肌力、肌张力正常；生理反射存在，病理反射未引出；舌淡暗，苔薄白，脉弦滑。辅助检查：C反应蛋白81.63 mg/L，血红蛋白67 g/L，尿素氮8.8 mmol/L，尿酸531 μmol/L，白蛋白26.6 g/L，谷草转氨酶9 U/L，谷丙转氨酶4 U/L，类风湿因子131.87 IU/mL，抗环瓜氨酸肽抗体264 IU/mL，血沉132 mm/h。

西医诊断　类风湿关节炎。

中医诊断　痹证（风寒湿痹证）。

治则　散寒除湿，利水消肿。

体针：内关、阳陵泉、太溪。

　　腹针：腹四针［水分、气海、天枢（双）］。

　　精灸：颈百劳、肩中俞、四花穴、膝眼、腰阳关、引气归元。

　　埋针：心俞、胆俞（双侧交替）。

　　治疗经过　体针针刺后，太溪行补法，余穴为平补平泻，腹针不行手法，留针30分钟，取针后行精灸治疗，每穴2壮，最后皮内针埋单侧背俞穴，每次留针2天，再次埋针选对侧背俞穴。以上方为主治疗，每周治疗1次。第1次治疗后患者自觉关节疼痛症状有减轻，治疗5次后关节疼痛明显缓解，睡眠明显改善，继续治疗3周后关节疼痛等症状明显减轻，继续门诊巩固治疗。

　　按语　类风湿关节炎是一种以关节病变为主的全身自身免疫性疾病，主要症状为多处关节的疼痛、肿胀、变形、僵硬、活动功能障碍，反复发作，最终致残。该病属于中医"痹证"的范畴。《素问·痹论》曰"风寒湿三气杂至，合而为痹也""痹在于脉则血凝而不流"，可见该病多由风、寒、湿邪导致，故本病常见多处关节疼痛，喜暖。本案患者关节疼痛，舌淡暗，脉滑均为风寒湿的表现。

　　符文彬教授对治疗类风湿关节炎有丰富的经验，"一针二灸三巩固"的整体思想也更适用于此种全身性疾病。符文彬教授认为患者体质虚弱，肾气亏虚，水液泛滥，致水湿痹阻经络，流注关节，故取腹四针利水消肿，脐上应天，脐下应地，以水分连通三焦，职司升降，亦有通调水道、理气止痛之效，气海利下焦、行气散滞，使水湿之邪有出路，结合水分可利水消肿。天枢为足阳明胃经之穴，同时也是大肠募穴，可升降气机，促使水液运行。太溪穴为肾经原穴，针刺该穴能温肾阳，滋肾水，消肿。内关、阳陵泉分属于手厥阴心包经和足少阳胆经，为调神的常用穴位，可通心养神，改善睡眠。艾灸本有温阳散寒之功，精灸是艾灸的一种治疗方式，用于此寒湿之病尤为适合。四花穴为双侧胆俞、膈俞的组合穴，膈俞与胆俞一阴一阳，胆俞疏调肝气，通调一身之气，配合以养血活血之膈俞，可谓气血并治，使气血运行通畅、气机条达。灸腰阳关固肾通络，灸引气归元健脾，和中焦，调升降，治疗里虚寒证，"以后天养先天"，再配合局部取穴，如颈百劳、肩中俞、膝眼消肿止痛。最后埋针于心俞和胆俞以巩固疗效，体现了符文彬教授调神治神的核心思想。

（冯琦钒）

·病例3·

患者李某，女性，52岁，于2014年10月24日初诊。

病史摘要 患者因"多关节肿痛13年余，加重1周"入院。刻下症见：神清，精神疲倦，全身多关节肿痛不适，晨僵，活动不利，腰部酸软无力，无发热，偶有头晕，口干，纳眠差，大便干，小便尚调。查体：体温36℃，脉搏84次/min，呼吸20次/min，血压120/70 mmHg；正常面容，营养一般，发育正常，形体适中，查体合作，对答切题，无皮疹、皮下出血、瘢痕，全身皮肤黏膜未见黄染，浅表淋巴结未触及肿大，头颅五官端正，巩膜无黄染，双瞳孔等大、等圆，对光反射灵敏，外耳道及鼻腔通畅，无脓性分泌物，口唇无发绀，伸舌居中，咽无充血，扁桃体无肿大；颈软，颈静脉无怒张，气管居中，甲状腺无肿大；胸廓对称，双肺呼吸音清，未闻及干湿性啰音；心界无扩大，心律齐，各瓣膜听诊区未闻及病理性杂音；腹平软，腹部正中可见一长约12 cm切口瘢痕，右下腹可见一长约4 cm切口瘢痕，全腹无压痛及反跳痛，肝脾肋下未触及，肠鸣音4次/min，肝区无叩击痛，肾区无叩击痛，肛门及外生殖器未检；脊柱无畸形；双手腕关节肿胀、活动受限，双膝关节肿胀、活动度尚可，双侧肢体肌力5级，肌张力正常，生理性神经反射存在，病理性神经反射未引出；舌质淡红，苔薄白，脉沉细。辅助检查（入院后）：红细胞计数3.24×10^{12}/L，血红蛋白97 g/L，红细胞比容30.4%，淋巴细胞百分比19.1%，嗜酸性粒细胞百分比0.24%，载脂蛋白A 0.93 g/L，总蛋白58.6 g/L，白蛋白30.3 g/L，白蛋白/球蛋白1.07；肌酸激酶16 U/L，免疫球蛋白A 5.17 g/L，类风湿因子

363.00 U/mL，超敏C反应蛋白>5.0 mg/L，C反应蛋白94.12 mg/L；心电图提示，①窦性心律，②T波改变（Ⅲ，avf，V3–V5低平、倒置）；螺旋CT提示，①胸部CT平扫未见明显病变，②轻度脂肪肝。

西医诊断　类风湿关节炎急性发作。

中医诊断　尪痹（脾肾两虚，痰瘀痹阻）。

治则　健脾益肾，化痰通络止痛。

处方

　　体针：印堂、百会、内关、阳陵泉。

　　腹针：腹四针。

　　精灸：颈百劳、肩中俞、脾俞、肾俞。

　　热敏灸：督脉、脾经/肾经/胆经。

　　刺络：委中。

　　中药：黄芪桂枝五物汤＋真武汤＋虫类药。黄芪15 g，桂枝15 g，白芍10 g，大枣3枚，茯苓15 g，白术15 g，生姜10 g，全蝎5 g，7剂，水煎服，每天1剂。

治疗经过　体针针刺后行平补平泻法，腹针不行手法，留针30分钟，取针后上午行精灸治疗，下午行热敏灸治疗，精灸和热敏灸后刺络放血，以上方为主治疗。住院2周，每天针刺1次，留针20分钟，精灸每穴2壮，热敏灸督脉+脾经/肾经/胆经，每次30分钟。治疗2周后，患者全身多关节肿痛明显改善，无腰部酸软。

按语　类风湿关节炎是一种以关节病变为主的全身自身免疫性疾病，会引起所累关节的肿痛、僵直、畸形、功能障碍，且容易反复发作，最终致残。此病在中医中属于"尪痹"范畴。《素问·痹论》曰"风寒湿三气杂至，合而为痹也""痹在于脉则血凝而不流"。

尪痹是由于风、寒、湿等外邪侵袭人体、闭阻经络、气血运行不畅所导致，以多关节疼痛、晨僵、屈伸不利，甚或关节肿胀灼热等为主要临床表现。由风、寒、湿、热滞于经络或病久肝肾不足所致，与手足三阳经、足三阴经、手太阴经相关，与五脏、三焦、肝、胆、膀胱等脏腑关系密切。尪痹应尽早明确诊断、及时治疗，预后良好。类风湿关节炎若关节受累超过20个、滑膜炎持续活动、骨侵蚀早、类风湿因子持续阳性或C反应蛋白抗体阳性者预后差。针灸治疗的目的是减轻关节疼痛，控制病情进展，保护受累关节。

符文彬教授治疗类风湿关节炎有丰富的经验，"一针二灸三巩固"的整体治疗思想也更适用于此种全身性疾病。符文彬教授认为患者素体脾肾亏虚，肾虚气化无权，脾虚脾失健运，故水液泛滥，化湿为痰，脾为气机升降枢纽，脾虚升降失常，致气滞血瘀，痰瘀痹阻经络，流注关节。针取腹四针，腹四针为一组穴位的合称，分别为水分、阴交、天枢（双）。脐上应天，脐下应地，以水分与阴交连通三焦，职司升降。水分亦有通调水道、理气止痛之效，阴交为任、冲、足少阴三脉聚而交会之处，可利水消肿。天枢为足阳明胃经之穴，同时也是大肠募穴，可升降气机，促使水液运行。符文彬教授依据其独特的"心胆论治"理论治疗筋骨系统痛症，故取内关和阳陵泉，二者分属手厥阴心包经和足少阳胆经，为调神的常用穴位。本病少针多灸，灸本有温阳散寒之功，灸法用于此寒湿之病尤其适宜。精灸颈百劳、肩中俞改善局部气血，体现符文彬教授"先安未受邪之地"的思想。灸肾俞补肾，并起滋水涵木之功；灸脾俞补脾，起健脾益气，理气止痛之效。热敏灸是通过对热敏化腧穴刺激产生特殊热敏灸感，小刺激产生大反应，以提高艾灸治疗效果。督脉起于会阴，为"阳脉之海"，热敏灸督脉以温肾散寒；"肾为先天之本""脾胃为后天之本"，热敏灸肾经、脾经，可调补脾肾，治疗里虚；胆经疏调肝气，通调一身之气。《类经图翼》曰"委中者，血郄也……脊强反折，瘛疭癫疾，足热厥逆不得屈伸，取其经血立愈"，故刺络委中。《金匮要略方论本义》云："黄芪桂枝五物汤，在风痹可治，在血痹亦可治也。"患者关节肿痛，腰部酸软，晨僵，纳眠差，故予黄芪桂枝五物汤以养血止痛、益气温经，合真武汤以温阳利水，加用虫类药以活血祛瘀。

（赵瑾）

患者陈某，女性，50岁，于2021年10月30日初诊。

病史摘要 患者因"周身多关节疼痛2年"入院。入院症见：精神可，双膝关节、双指关节、双腕关节及双踝关节疼痛，关节活动受限，遇冷加重，时有头晕，时有下腹部疼痛，无头痛，无恶心呕吐，纳眠可，二便正常，舌暗，苔薄白，脉濡缓。近半年体重减轻10kg。查体：体温36.2℃，心率65次/min，呼吸20次/min，血压103/75mmHg；脊柱正常，双膝关节、双指关节、双腕关节及双踝关节压痛，关节畸形，活动受限，皮肤温度正常；双肩关节无压痛，关节活动受限；双下肢无水肿；生理反射存在，病理反射未引出。辅助检查（入院后）：类风湿因子670.7 U/mL，抗环瓜氨酸肽抗体469.5 U/mL，血沉120 mm/h，C反应蛋白30.47 mg/L。

西医诊断 类风湿关节炎。

中医诊断 痹证（风寒湿痹证）。

治则 除湿通络，祛风散寒。

✍ **处方**

体针：百会、印堂、内关、阳陵泉、太溪、八风、八邪。

腹针：引气归元、水分、阴交。

发泡灸：心俞（双）/胆俞（双）/肾俞（双）（三组交替）。

大灸：督脉、任脉。

刺络：大椎、委中、三焦俞。

埋耳针：心、肾（双耳交替）。

治疗经过 体针针刺后，太溪行补法，余穴位平补平泻，腹针不行手法，留针30分钟；取针后发泡灸及大艾条（直径8 cm）悬灸治疗，以局部潮红为度，发泡灸隔天1次，每天选用1对穴位，大灸每天2次，每次40分钟，分上下午进行，注意保持皮肤干燥避免局部感染；灸后刺络放血；最后单耳埋耳针，每次留针2天，再次埋针时选对侧耳朵。以上方为主治疗，1周3次。治疗1周后，患者关节疼痛明显缓解。

按语 类风湿关节炎是一种病因未明的慢性、以炎性滑膜炎为主的系统性疾病。其特征是手、足小关节的多关节、对称性、侵袭性关节炎症，经常伴有关节外器官受累及血清类风湿因子阳性，可以导致关节畸形及功能丧失。此病在中医中属于"痹证"范畴。《素问·痹论》曰"风寒湿三气杂至，合而为痹也""痹在于脉则血凝而不流"，故患者周身多关节疼痛。

符文彬教授治疗类风湿关节炎有丰富的经验，"一针二灸三巩固"的整体治疗思想也更适用于此类全身性疾病。符文彬教授认为患者年过七七，肾气亏虚，气化无权，水液泛滥而致水湿闭阻经络，流注关节。本案患者以肾虚为本，针取引气归元，脐上应天，脐下应地，以水分与阴交连通三焦，职司升降。水分起到通调水道、理气止痛之效，加强利湿之功。阴交为任、冲、足少阴三脉聚而交会之处，可利水消肿。太溪为肾经原穴，针太溪能温肾阳，溢肾水，消肿。内关和阳陵泉分属于手厥阴心包经和足少阳胆经，体现了符文彬教授"心胆论治"的经典配穴，是通调血脉的常用穴位。

艾灸本有温阳散寒之功，灸法用于此寒湿之病尤其适宜。《素问·至真要大论》曰"诸痛痒疮，皆属于心"，胆俞促气机条达，枢转得利，肾为先天之本，故发泡灸心俞、胆俞、肾俞以固肾通络，行气活血，气血通畅，诸痛皆消。督脉主一身之阳，灸督脉温阳散寒，配合任脉加强温补元阳之功，温阳以通络止痛。但大灸后容易火旺，因此配合大椎、委中、三焦俞刺络放血以泻有余之火，全方合用通调全身气机，行气止痛。最后埋针于耳穴的心、肾以巩固疗效。

（林立卿）

· 病例5 ·

患者李某，女性，52岁，于2016年6月14日初诊。

病史摘要 患者10余年前开始出现双膝关节痛，雨天疼痛明显，甚至无法行走，经止痛药、针灸、推拿等中西医结合治疗后，症状逐渐缓解，雨天时有反复。2013年开始出现左手大拇指指间关节疼痛，外院予小针刀治疗后疼痛稍缓解，半个月后开始出现右手大拇指、左手中指掌指关节疼痛，雨天加重，伴双手指活动受限，晨起僵硬，少许畸形，在深圳某医院就诊查血后诊断为类风湿关节炎，报告未见。另诉颈部疼痛，平素怕热，口干口苦，纳寐可，二便调，舌暗红，苔黄腻，脉沉滑。

西医诊断 类风湿关节炎。

中医诊断 尪痹（肾阴虚证）。

治则 滋阴补肾。

处方

体针：百会、印堂、内关（双）、阳陵泉（双）。

腹针：引气归元、水分、天枢。

精灸：引气归元、颈百劳（双）、肩中俞（双）、肩井（双）、心俞（双）、四花穴、腰四穴、腰三针[腰阳关、腰眼（双）]、膝眼（双）、手阿是穴。

刺络：八邪、大椎、三焦俞（双）。

埋针：厥阴俞（双）、胆俞（双）。

治疗经过 体针针刺后行平补平泻手法，腹针不行手法，留针30分钟，取针后精灸治疗，每穴2壮，灸后刺络放血，最后背俞穴埋针治疗，留针2～3天，患者每周治疗2次。经上方治疗3次后，患者诉颈部疼痛减轻，治疗5次后诉膝关节及手指疼痛减轻，颈部疼痛基本消失，治疗15次后诉双手及双膝关节疼痛明显缓解，但下雨天仍有发胀感。治疗约3个月后，患者疼痛基本消失，关节活动仍有受限，后未再就诊。

按语 本案患者虽未见血液学报告，但其类风湿关节炎的症状及体征十分明显。该病为风湿免疫系统疾病，属于中医学"尪痹"之范畴，病位在各肢体关节，常以四肢小关节为主，多对称性发病，且晨僵为其特征性表现。急性期常以疼痛及活动受限为主要表现，关节彩超可见滑膜炎，未经有效医治的患者关节内滑膜会反复出现炎症而导致关节面破坏，最终关节畸形，关节X线可见关节骨面破坏。本案患者病程日久，未经有效风湿免疫抑制治疗，除疼痛及活动受限外，双手已少许畸形，加大了治疗的难度。

符文彬教授认为，本病虽病位在各肢体关节，实则与中医范畴心、胆、肾三脏相关，致病的主要因素包括肾虚、血瘀、风寒、寒湿、气虚等。本案患者虽有雨天疼痛加重，但却平素怕热，另有口干口苦等少阳证表现，舌脉既有热，又兼湿瘀，另有肾虚。故针灸治疗应考虑到虚实错杂，因势利导地进行治疗。针灸处方中，百会、印堂为通督调神之要穴，"诸痛痒疮，皆属于心""少阳主一身之枢机"，内关、阳陵泉是从"心胆论治"来止痛，为符文彬教授常用搭配。引气归元为腹针处方，包含中脘、下脘、气海、关元，有以后天养先天之意，为培元补虚常用，患者病程久故用此四穴。天枢、水分含利水祛湿之意。除针刺以上穴位外，精灸仍有选择引气归元，以加强培补之意。颈百劳、肩中俞、肩井则为符文彬教授治疗颈痛常用穴位，精灸可温通颈部经络。心俞止痛，四花穴活血化瘀。腰四穴为双侧脾俞和膀胱俞，腰三针为腰阳关、腰眼（双），为治疗腰痛之要穴，此患者无腰痛，精灸该处可健脾补肾温阳，利水祛湿通经。膝眼、手阿是穴均为针对患病关节之局部取穴。刺络八邪、大椎、三焦俞，起到活血化瘀通络之效，使邪有出路。最后埋针于厥阴俞、胆俞仍为"心胆论治"之用意，留针可持续刺激腧穴，以达到远期止痛、巩固疗效的目的。

（高旭）

第五节　强直性脊柱炎

病例

患者刘某，男性，47岁，于2021年1月23日初诊。

病史摘要　患者20余年前被诊断为强直性脊柱炎，间断在风湿免疫科行对症、给予生物制剂等治疗，病情时轻时重，经常遇寒加重，遇热减缓，晨轻暮重，时有复发，经人介绍寻求中医治疗。就诊时症见：颈项部及双肩肌肉僵硬，板滞感明显，整个脊柱及腰骶部难以转侧，背部微驼，时有疼痛发作；夜寐一般，胃纳尚可，大便难解；舌淡暗，苔少，脉弦紧。否认既往有相关疾病，无食物、药物过敏史。

西医诊断　强直性脊柱炎。

中医诊断　痹证（寒痹）。

治则　散寒止痛，宣痹。

处方

体针：华佗夹脊穴（颈3～腰4，各椎棘突下旁开0.5寸）、内关、阳陵泉、申脉、后溪、百会、印堂、水沟、承浆。

腹针：引气归元。

精灸：神阙、申脉、肺俞、心俞、胆俞、肾俞、水沟、中脘、关元、大横、阳陵泉、悬钟。

埋耳针：心、胆、肾（双耳交替）。

钩针：阿是穴、颈百劳、心俞、胆俞、脾俞、膀胱俞（双侧交替）。

食疗：胡椒根、猪肚等温性食物。

泡脚：制川乌、制草乌、桂枝。

中成药：雷公藤多苷片。

治疗经过　体针速刺华佗夹脊穴，行平补平泻手法后不留针，平卧位针余穴位，水沟行泻法，余穴平补平泻，腹针不行手法，留针30分钟；取针后精灸治疗，每穴2壮；单耳埋耳针，每次留针2天，再次埋针时选对侧耳朵，每周行1次钩针治疗，每次选单侧穴位，再次治疗时选对侧。以上方为主治疗，每周2次，中成药按说明书使用，食疗可随时使用。应用钩针治疗2次后，患者诉疼痛及僵硬症状明显改善，后续继续治疗8次后，症状均有所缓解，之后又坚持间断治疗，症状基本稳定。

按语　强直性脊柱炎相当于中医学的"龟背风""竹节风"，是一种古老的疾病，距今已有2 000多年历史，主要累及后背脊柱部位，乃督脉经络循行所在，督脉主一身之阳气，根据症状表现，隶属"痹证"范畴，"痹"是痹阻不通的意思，主要是素体肝肾亏虚或痰浊瘀血互结、卫阳不固，又感受风寒湿邪，流注经络关节，气血运行不畅而为痹证。系属寒邪深至骨髓，病位在肩背部，故取用局部的华佗夹脊穴疏通局部气血经络，结合百会、印堂、水沟、承浆、引气归元通调任督二脉，加强至阴脉至阳脉经气沟通，引气归元（中脘、下脘、气海、关元）亦可调补先后天，申脉、后溪属八脉交会穴，后溪通督脉，相伍治疗颈肩部不适，配上阳陵泉、内关，共奏通调气血、经络、先后天，温补肾元，强心祛邪之功。

本案患者寒邪深至骨髓，凝固难愈形成寒痹，符文彬教授认为必须加强温性的灸法。精灸乃符文彬教授独创的艾灸方法，具有艾绒"精"致、艾炷"精"小、疗效"精"妙等特点；主要选取相关背俞穴、腹部脉、"神"的住所神阙、筋会之阳陵泉及髓会之悬钟等相关穴位进行精灸重灸。

钩针系符文彬教授仙逝之师岭南名医司徒铃教授传授的古法针灸，对顽固的痛症、寒证有良效。嘱患者平时避风寒、食用温性食物等，综合各法，方可使这种顽固性病症有逐步稳定的可能。

（刘兰兰）

第六节 帕金森病

病例1

患者王某，女性，55岁，于2020年8月1日初诊。

病史摘要 患者因"右侧肢体不自主震颤伴乏力10月余"入院。初诊症见：右侧肢体不自主震颤，活动不利，行走时肢体僵硬。查体：右侧肢体静止性震颤，右侧肢体肌力4+级，左侧肢体肌力5级，右上肢肌张力齿轮样增高，右下肢肌张力稍增高，双下肢无水肿；四肢腱反射亢进，双侧霍夫曼征阳性，双侧罗索利莫征阳性，余生理反射存在，余病理反射未引出，脊柱、四肢无畸形。刻下症见：情绪低落，右侧肢体不自主震颤，紧张时明显，右侧肢体乏力，活动不利，颈部僵硬，无头晕头痛，偶感胸闷，无胸痛，无咳嗽咳痰，纳眠一般，小便正常，大便干结难解，约3天排解1次；舌暗，苔薄白，脉细。辅助检查：头颅+胸部CT（2020年7月23日）提示，①双侧基底节及放射冠区腔隙性脑梗死，②胸部CT平扫未见异常；头颅+颈椎磁共振成像（magnetic resonance imaging，MRI；2020年7月25日）提示，①双侧放射冠及半卵圆中心区少许缺血灶，②颈椎退行性变，③颈3/4、颈4/5、颈5/6、颈6/7椎间盘突出；腰椎MRI（2020年7月27日）提示，①腰椎退行性骨关节病，②腰4/5椎间盘变性、膨出，③骶管囊肿。

西医诊断 帕金森病。

中医诊断 颤证（髓海不足证）。

治则 交通心肾，益精填髓。

处方

运动针刺：风府、风池（双）、完骨（双）。

体针：列缺、照海、申脉、百会、印堂、廉泉、洪音（旁廉泉）、承浆。

腹针：引气归元、滑肉门（双）、天枢（双）、腹结（双）。

速刺：大肠俞、肾俞（双）、颈百劳（双）。

大灸或排灸：督脉（后颅窝至腰骶）或风府至腰阳关。

刺络：心俞或厥阴俞。

埋耳针：心、肾、脑、颈（双耳交替）。

中药：桂附地黄丸合交泰丸加减。山药10g，熟地黄20g，山茱萸15g，泽泻10g，茯苓10g，黄连18g，肉桂3g，牡丹皮10g，桂枝10g，附子10g（先煎），3剂，水煎服，每天1剂。

治疗经过　患者取坐位运动针刺上述穴位，留针期间嘱患者行走15分钟（针刺配合运动即为运动针刺）；卧位速刺腰部穴位，平卧行普通针刺，留针30分钟；大艾条（直径8cm）灸督脉或排灸（按每个椎体放1个艾炷）督脉（交替使用），每天1次；灸后刺络放血，耳穴埋针，每次单耳，留针2～3天，再次埋针时选对侧耳朵。以上方为主治疗7次后，患者情绪转佳，行走及床上翻身较前灵活。

按语　帕金森病在中医学中称为"颤证""颤振""振掉"等。《素问·至真要大论》曰"诸风掉眩，皆属于肝。诸寒收引，皆属于肾""诸暴强直，皆属于风""风盛则动"。中医学认为帕金森病以震颤、动摇为主症，正如《奇正论·卷七》言："颤振一证，古云木火上盛肾阴不充，为下虚上实之症，实为痰火，虚则肾亏，法宜清上补下。"说明了肝肾亏虚是帕金森病发病的根本病机。心肾为水火之脏，心主火，属阳；肾主水，属阴。正常生理情况下，心火下降，肾水上升，水火既济，阴阳交通，则心平气和。《素问·脉要精微论》曰："头者，精明之府，头倾视深，精神将夺矣……膝者，筋之府，屈伸不能，行则偻附。"本病的病因病机是复杂多样的，并非由单一因素导致，且病机涉及多个脏腑，是长时间且综合作用的结果。本案患者的病位在肝、肾、心、脑，百会位于颠顶，汇聚各经脉之气，给予刺激可调动全身阳气，与印堂相配，能调神定志。"少阳主筋，筋以约束骨节"，胆经循行联络各关节，具有舒筋利节的功效。风池隶属足少阳胆经，与手少阳三焦经和阳维脉相连通，肝胆二经相表里，此穴可平肝潜阳，祛风通络。此外，风池能有效促进基底动脉及椎动脉血液循环，利于患者病情的缓解。帕金森病的典型症状包括静止性震颤和肌强直，胆经穴位对肢体症状能有效缓解，故取风池、完骨。督脉为阳脉之海，是与脑直接络属的经脉，"上至风府，入属于脑"，针督脉之风府具有条达阳气、通筋调络的作用。艾灸具有温经通络、散寒止痛的功效，重用灸法，加强背部、腰骶部足太阳膀胱经循行线上的治疗，可以振奋阳气，发挥其"养神柔筋"的功效，改善帕金森病患者的情绪和肢体运动功能障碍。一取后颅窝至腰骶及风府至腰阳关交替艾灸，二取快针针刺大肠俞、肾俞、颈百劳。引气归元由中脘、下脘、气海、关元组成，四穴有"以后天养先天"之意，配合八脉交会穴列缺、照海，有补肾填精作用，加强补肝肾的功能；配伍廉泉、旁廉泉能疏解气血不和、阴阳失调所致的精神紧张、焦虑；天枢、腹结有促进排便、调脾胃的作用；腹四关中滑肉门位于神阙上，治疗躯干上段及上肢的疾患；申脉，能起到疏调气血、经气，使之上输下达肢体末端的作用。灸后为防上火，同时清泻心火，故刺络心俞或厥阴俞。诸穴合用，共奏定风止颤、交通心肾、补阳填髓之功。

本案患者由于肝肾亏虚的根本在先，阴虚久而肾水不升，心火不降，致虚火上浮，扰动心神，致患者睡眠欠佳；肾主骨生精，肾精不足则乏力、运动迟滞；肾在志为恐，肾水不足则患者易于惊恐，故阴虚火旺为帕金森病患者焦虑症状的主要病机。治疗上宜滋阴清火，引火归元。交泰丸出自《韩氏医通》，由黄连、肉桂二药组成，主治心肾不交所致不寐，有明显的镇静安神之效，作用优于单味黄连或肉桂，且无毒副作用。方中肉桂性大热，味甘辛，具补阳、温肾、祛寒、通脉、止痛功效；黄连味苦性寒，善清热燥湿，泻火解毒。六味地黄丸为滋补肾阴、滋补肝肾之经方，乃从金匮肾气丸变化而来。方中熟地黄主滋补肾阴；山茱萸滋补肝肾；山药滋补脾阴；茯苓利水泄浊；牡丹皮清相火，可冲抵山茱萸之热性；泽泻祛湿浊。全方三补三泻，补中有泻，泻中有补，增桂枝、附子能大补阳气、温经通络。交泰丸与桂附地黄丸二方合用，能滋补肾阴、降泻心火、补阳填髓。埋耳针通过长时间的刺激可对疾病的治疗效果起到巩固的作用，《黄帝内经》中提到耳是"宗脉之所聚"，本病与"神"息息相关，而"心主神明"，调心也是本病治疗的关键，同时，肝肾亏虚是本病的中心环节，因此，耳穴选取心、肾、脑、颈埋皮内针以达到调补肝肾、调心养神的功效。

（张光彩）

·病例2·

患者张某，女性，51岁，于2021年7月11日初诊。

病史摘要 患者因"双手静止性震颤11年，加重2月余"入院。刻下症见：时有双手静止性震颤，动作迟缓，头晕，自觉小腹坠胀感，纳差，眠尚可，小便正常，大便干结，2～3天排解1次，无畏寒怕冷；舌暗，苔白，脉沉。查体：神志清晰，气平，发育正常，营养良好，体形中等，精神可，面具脸，表情淡漠，步入病区，自主体位，对答切题，查体合作；呼吸平稳，口齿清晰；头颅无畸形；眼睑、眼球正常，眼球活动自如，结膜正常；无巩膜黄染，双瞳孔等圆、等大，双眼瞳孔对光反射灵敏；脊柱四肢无畸形，双下肢无水肿，双手静止性震颤，四肢肌力正常，双上肢肌张力稍增高，双下肢肌张力正常；生理反射存在，病理反射未引出。辅助检查：颅脑CT（2021年7月6日海南省中医院）未见异常。

西医诊断 帕金森病。

中医诊断 颤证（肾阳虚衰证）。

治则 温肾益气，交通心肾。

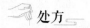 **处方**

> 体针：百会、印堂、列缺、照海、廉泉。
>
> 腹针：鸠尾、中脘、关元、天枢、膻中。
>
> 大灸：后颅窝至腰骶部督脉及膀胱经。
>
> 刺络：心俞/厥阴俞（左右侧交替）。
>
> 埋针：厥阴俞、肝俞（左右侧交替）。

治疗经过 患者取平卧位，体针上述穴位，采取平补平泻手法，留针30分钟；取针后，患者取俯卧位，重灸督脉，重灸后取心俞/厥阴俞刺络放血；最后埋针以上穴位，每次选单侧穴位，再次埋针时选对侧，如左厥阴俞、右肝俞，右厥阴俞、左肝俞。1周治疗3～5次。治疗2周后，患者震颤症状改善。

按语 帕金森病在中医中称为"颤证""颤振""振掉"等。《素问·至真要大论》曰"诸风掉眩，皆属于肝""诸寒收引，皆属于肾""诸暴强直，皆属于风""风盛则动"。王肯堂在《证治准绳》中亦云："颤，摇也；振，动也。筋脉约束不住而莫能任持，风之象也。"中医认为：帕金森病以震颤、动摇为主症，肝肾亏虚是其根本病机。正如《奇正论·卷七》言："颤振一证，古云木火上盛肾阴不充，为下虚上实之症，实为痰火，虚则肾亏，法宜清上补下。"说明了肝肾亏虚是帕金森病发病的根本病机。而心肾为水火之脏，心主火，属阳；肾主水，属阴。正常生理情况下，心火下降，肾水上升，水火既济，阴阳交通，则心平气和。《素问·脉要精微论》曰："头者，精明之府，头倾视深，精神将夺矣……膝者，筋之府，屈伸不能，行则偻附。"本病的病因病机是复杂多样的，并非由单一因素导致，且病机涉及多个脏腑，是长时间且综合作用的结果，本案患者的病位则在肝、肾、心、脑。

帕金森病是一种常见的神经系统变性疾病，老年人多见，发病年龄为60岁左右，40岁以下起病的患者较少见。我国65岁以上人群帕金森病的患病率大约是1.7%。大部分帕金森病患者为散发病例，仅有不

第一章

内科病症

到10%的患者有家族史。帕金森病最主要的病理改变是中脑黑质多巴胺能神经元的变性死亡，由此而引起纹状体含量显著性减少而致病。导致这一病理改变的确切病因仍不清楚，遗传因素、环境因素、年龄老化、氧化应激等均可能参与帕金森病多巴胺能神经元的变性死亡过程。目前治疗帕金森病的药物主要分为抗胆碱药和影响多巴胺能的药物，而药物治疗虽能使患者在一定时间内症状获得一定程度的好转，但几乎不可能阻止本病的自然发展。

符文彬教授重视补阳，重用灸法，《素问·生气通天论》云："阳气者，精则养神，柔则养筋。"阳气可鼓动十二经脉气血循环不休，在人体的生命活动中具有主导的地位，其固卫体表，濡养宗筋，维持脏腑功能。符文彬教授认为，人靠元气而生，元气本于阳，因此阳虚是很多疑难病的本质。

灸法重在补阳，有温经通络、升举阳气、化痰活血等作用。本案大艾条重灸督脉、任脉，任脉、督脉前后相应以通阳调气，填精益髓，大补阳气，使脑有所充，神有所养，从而纠正患者阳虚本质。

百会位于颠顶，汇聚各经脉之气，给予刺激可调动全身阳气，与印堂相配，能平肝息风。"少阳主筋，筋以约束骨节"，胆经循行联络各关节，具有舒筋利节的功效。中脘属胃脘，有理中焦、调升降的作用，关元固肾培本，肾又主先天之原气，共奏"以后天养先天"之功，配合八脉交会穴之列缺、照海，有补肾填精作用，从而加强补肝肾的功能。配伍廉泉能疏解气血不和、阴阳失调所致的精神紧张、焦虑。膻中、鸠尾为任脉之穴，调阴经气血，从阴引阳。

艾绒具有温经通络、散寒止痛的功效，重用灸法，加强背部、腰骶部督脉上的治疗，可以振奋阳气，发挥其"养神柔筋"的功效，改善患者的情绪和肢体运动功能障碍。灸后为防上火，同时清泻心火，故刺络心俞/厥阴俞。埋针调理脏腑功能、巩固疗效。诸穴合用，共奏定风止颤，交通心肾，补阳填髓之功。

（潘佳慧）

·病例3·

患者陈某，男性，85岁，退休人员，于2018年8月1日初诊。

病史摘要 患者因"四肢及口周静止性震颤间歇性发作7年，加重1周"入院。刻下症见：四肢乏力、麻木，四肢及口周静止性震颤，偶有咳嗽咳痰，痰少色黄，质稀易咳出，偶有头晕，无恶心呕吐，偶有饮水呛咳、胸闷心悸，无胸痛，偶有腰部疼痛，纳可，眠差，二便正常，舌淡红，苔薄黄，脉滑。查体：神志清晰，气平，精神可，眼睑正常，眼球正常，眼球活动自如，结膜正常；无巩膜黄染，双瞳孔等圆、等大，双眼瞳孔对光反射灵敏；脊柱正常，四肢及口周静止性震颤，双下肢无水肿；肌力正常、四肢肌张力稍高；生理反射存在，病理反射未引出。

西医诊断 帕金森病。

中医诊断 颤证（痰热动风证）。

治则 清热化痰，平肝息风。

处方

运动针刺：风府、风池（双）。

体针：列缺、照海、百会、印堂、廉泉、旁廉泉、承浆。

腹针：引气归元。

精灸：风府至腰阳关。

刺络：心俞/厥阴俞（两穴位交替）。

埋耳针：心、脑、肝、肾（双耳交替）。

治疗经过 患者取坐位运动针刺上述穴位，留针10分钟；取针后，患者平卧位，体针上述穴位，采取平补平泻手法，留针30分钟；取针后，患者取俯卧位，精灸以上穴位，每穴2壮；精灸后取心俞/厥阴俞刺络放血；最后双耳交替埋耳针，每次留针2天。1周治疗3～5次。治疗2周后，患者震颤症状改善。

按语 本案针刺风池可祛风化痰，风府为入颅之督脉穴，两者相配可祛风醒脑。百会与印堂相配，能安神息风。列缺为手太阴肺经络穴，肺为阴经之首，经脉气血流注始于肺，任脉为阴脉之海，气血亦赖肺的敷布而发挥濡养的作用，因此列缺通任脉，照海为肾经穴，阴跷脉所生，肾为先天之本，阴跷脉主一身左右之阴，因此照海有调节阴跷的作用。列缺、照海相配有滋补肾阴，调节肾气的作用。配伍廉泉、旁廉泉能疏解气血不和、阴阳失调所致的精神紧张、焦虑。引气归元有理中焦、调升降的作用，气海为气之海，关元固肾培本，肾又主先天之原气，四穴有"以后天养先天"之意。

督脉上精灸以迅速激发阳气，填精益髓，使脑有所充，神有所养，从而纠正该患者阳虚本质。"阳气者，精则养神，柔则养筋"，通过艾灸"养神柔筋"，改善帕金森病患者的紧张情绪和肢体运动功能。另外，痰得温才能化，通过艾灸上诉穴位达到化痰的功效。灸后为防上火，同时清泻心火、安神定志，故刺络心俞/厥阴俞；耳针可调理脏腑功能、巩固疗效；诸穴合用，共奏化痰息风、补阳填髓之功。

（潘佳慧）

第七节　脑出血

· 病例1 ·

患者石某，男性，51岁，于2018年12月15日初诊。

病史摘要　患者因"四肢活动不利5月余"入院。刻下症见：患者神清，四肢活动不利，可自主睁眼，偶有执行简单指令，刺痛无发音，刺痛四肢屈曲，偶有咳嗽、咳痰，痰色黄，鼻饲饮食，胃管带入，气管切开，气管套管带入，二便失禁，舌红，苔白腻，脉濡滑。查体：体温36.9℃，心率78次/min，呼吸20次/min，血压119/90mmHg；右侧额颞顶部可见长约28 cm手术瘢痕，伤口愈合好，骨窗皮瓣稍塌陷，稍向外膨出；四肢肌力、深浅感觉检查不配合，四肢肌张力增高，双下肢无水肿；生理反射存在，左侧霍夫曼征阳性，左侧查多克征阳性，左侧巴宾斯基征阳性，其余病理征未引出。辅助检查（入院后）：头颅CT示，①右侧额颞叶脑出血术后改变，大片软化灶形成，右侧额颞顶骨局部缺损，②右侧丘脑、两侧基底节区及放射冠区腔隙性脑梗死（图1-7-1）。

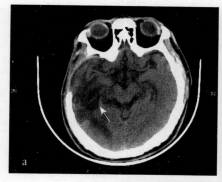
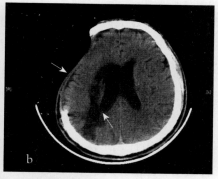
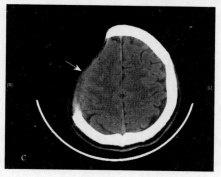

a：右侧额颞叶可见大面积软化灶（箭）。b：右侧顶叶可见软化灶（箭）。

c：右侧额颞顶骨局部缺损（箭）。

图1-7-1 患者头颅CT图像

西医诊断 脑出血。

中医诊断 中风-中经络（痰瘀互结证）。

治则 醒脑开窍，扶阳化瘀。

处方

　　体针：内关、水沟、三阴交、百会、印堂、合谷、太冲、阳陵泉、丰隆或大接经针法（从阳引阴，井穴与原穴交替针刺）。

　　热敏灸：督脉及膀胱经（双）。

　　治疗经过　　内关、水沟、三阴交施以醒脑开窍针法，水沟向鼻中隔方向针刺0.3～0.5寸，做雀啄手法，直至眼球湿润为度；内关直刺1寸，捻转提插泻法；三阴交提插补法，以下肢抽动为度，其他穴位行平补平泻法；大接经针法从足太阳经井穴至阴开始，依次按照十二经流注顺序针刺，每穴直刺0.1～0.2寸，行捻转手法约10秒或四肢有抽动感后立即出针，下次大接经从原穴开始针刺，井穴接经与原穴接经交替使用。醒脑开窍针法与大接经针法每天交替应用。督脉及双侧膀胱经施以热敏灸。以上治疗每天1次，经治疗10次后，患者肌张力下降、肢体活动明显改善，嘱患者于当地医院继续针灸治疗并加强功能锻炼。

　　按语　　符文彬教授认为，该患者平素嗜食肥甘厚腻，日久痰热内蕴，随着年纪增大，元气渐亏于下，虚阳浮于上，痰瘀互结于脑络发为本病；舌红，苔白腻，脉濡滑，均为痰瘀互结之象。治疗上，符文彬教授首重调神，认为中风患者首先表现为窍闭神匿、神不导气，必须开窍醒神才能恢复肢体功能，临床上常使用醒脑开窍针法以开窍启闭同时配合大接经针法通经接脉促进功能恢复。大接经针法首载于《卫生宝鉴·卷七》，是专门治疗中风肢体功能障碍的特殊技术，依证候不同分为"从阳引阴"和"从阴引阳"二法，皆取十二经之井穴，依次按十二经流注顺序针刺。《灵枢·终始》曰："凡针刺之道，毕于终始，明知终始，五脏为纪，阴阳定矣。阴者主脏，阳者主腑，阳受气于四末，阴受气于五脏。"因为中风病变涉及三阴三阳经，所以依次针刺各经之井穴，调节受于四末的阳气，则能增强全身经络大循环中气血的运行功能，从而达到接气通经、调和阴阳的目的，取得治疗中风的效果。临床实践中认为证型偏热证者用"从阳引阴"法，证型偏寒或寒热不明显者用"从阴引阳"。本案患者偏于热证，采用"从阳引阴"法，井穴接经与原穴接经交替使用，适用于中风时间较长，久治不愈，体质较弱者。醒脑开窍针法和大接经针法交互使用，能最大限度上开窍醒神、接通经脉，促进肢体功能恢复。

符文彬教授认为，阳气乃人身之主宰，患者得疑难病多因"阳气不足"所致。如《扁鹊心书》中所说："夫人之真元乃一身之主宰，真气壮则人强，真气虚则人病，真气脱则人死。"中风病的出现因阳气骤然缺失，阳微阴盛，继而出现阳气不固、精神不能内守、气机逆乱失常、筋骨失养继而神志异常及肢体功能障碍。故在临证中非常注意扶阳，而艾灸就是符文彬教授最常用的扶阳手段。通过艾炷的燃烧，使得温热之气由肌表透达经络，通过经络到达五脏六腑，循环全身。督脉为阳脉之海，足太阳膀胱经乃人体经络之枢纽，在督脉及膀胱经上施以热敏灸，能够温阳扶正、通阳祛邪、化瘀通络，阳气旺则形渐复。

（孙定炯）

● 病例2 ●

患者陈某，女性，47岁，于2019年6月29日初诊。

病史摘要 患者因"突发意识不清2小时"入院。刻下症见：患者神清，精神可，左侧肢体乏力，无胸闷心慌，无头晕头痛，无咳嗽咳痰等不适，纳眠可，留置尿管导尿，大便正常。查体：血压126/91mmHg，双肺呼吸音清，未闻及啰音，心率79次/min，律齐，无杂音；脊柱正常，左上肢肌力2级，左下肢肌力3-级，右侧肢体肌力5-级，四肢肌张力正常，双下肢无水肿；左侧巴宾斯基征阳性，余病理征未引出；舌暗红，苔薄黄，脉弦。辅助检查：CT（2019年6月17日）示，①脑室系统内积血较前明显吸收，②右侧丘脑出血较前有所吸收，③脑实质可见散在少许气体密度影较前增多，④双侧额骨术后改变，同前。2019年11月复查头颅CT（海南省中医院），与前片（2019年6月17日）对比：①右侧丘脑血肿较前明显吸收；②左侧丘脑腔隙性低密度灶，同前；③双额叶稍低密度范围较前明显缩小；④双侧额骨钻孔术后改变，同前。

西医诊断 右侧丘脑出血破入脑室术后。

中医诊断 中风-中经络（气虚血瘀证）。

治则 益气活血，化瘀通络。

☞ **处方**

体针：内关、水沟、三阴交、百会、极泉、委中、合谷、太冲。

腹针：关元。

精灸：督脉（风府至腰阳关）、引气归元。

大灸：左肩关节、左髋部。

埋耳针：脑干、心、胆（双耳交替）。

治疗经过 患者取卧位，针刺上述穴位，留针30分钟，每天1次。精灸，每穴3壮，每周3次。大灸取8cm艾条施悬灸左肩关节，左髋部每次30分钟，每天1次。双耳交替埋耳针，1周治疗2次。治疗1个月后，左肩关节活动度较前提高。无人搀扶下可自行缓慢行走，步态较前平稳，拔除尿管后可自行排尿。

按语 脑出血是一种非创伤性的脑血管破裂，属于脑卒中的一种，根据脑出血发病特点，在中医学中属于"中风"范畴，患者无意识障碍，当属中风-中经络。东汉《金匮要略》将中风根据病情分为中经、中络、中脏、中腑；宋代《太平圣惠方》则提出"脏腑久虚，气血衰弱……伤于经络"，指出中风的原因；《丹溪心法》记载中风有虚、瘀、痰、热等因素；而《明医杂著》则以虚、死血、痰饮来进行诊断鉴别。至清代叶天士进一步细化发病机制，其认为是"精血耗损，水不涵木……肝阳偏亢，内风时起"所致。总之，中风患者多因脏腑功能失调，气血素虚或痰浊、瘀血内生，加之劳倦内伤、忧思恼怒、饮酒饱食、用力过度、气候骤变等诱因，而致瘀血阻滞、痰热内蕴，或阳化风动、血随气逆，导致脑脉痹阻或血溢脉外，引起昏仆不遂，发为中风。病位在脑，与心、肝、脾、肾相关。

脑出血，是指非外伤性脑实质内的出血。绝大多数是高血压伴发的脑小动脉病变，在血压骤升时破裂所致，称为高血压脑出血。占急性脑血管病的20%～30%。治疗主要分内科治疗、外科治疗、康复治疗及特殊治疗（针对特殊病因），治疗原则为安静卧床、脱水降颅压、调节血压、防治继续出血、加强护理防治并发症，以挽救生命，降低死亡率、残疾率和减少复发。一般来说，病情危重致颅内压过高，内科保守治疗效果不佳时，应及时行外科手术治疗。

符文彬教授重视补阳，中风患者须调动全身气血才能促其康复，《素问·生气通天论》云："阳气者，精则养神，柔则养筋。"符文彬教授认为，人靠元气而生，元气本于阳。本案精灸督脉、任脉之穴位。精灸是符文彬教授经多年实践探索提出的一种艾炷直接灸法，精灸以艾炷小、火力集中、壮数少及用穴精确为特点。精灸督脉补肾益阳固本；任脉总任一身阴经，调节阴经气血，因此灸任脉可培元固本，又因脑为髓海，补肾培元可使脑有所充，神有所养。故督任相配，能补益全身气血、阴阳双补。

醒脑开窍针刺法为针灸治疗中风的基本处方，临床运用极广。本案针刺取穴：百会、水沟速刺、强刺激，配合内关、三阴交、极泉、委中醒脑开窍。心为神之基，脑为神之主，醒脑开窍针刺法，以"神"为本。督脉"入络脑""脑为元神之府"，百会总督一身之气，水沟为督脉、手足阳明经之会，督脉起于胞中，上行入脑，取百会、水沟可调督脉，开窍启闭以"醒脑""醒神"。内关为手厥阴心包经的络穴、八脉交会穴，通阴维脉，一穴贯三经，具有养心安神、疏通气血之功。三阴交为足太阴、足厥阴、足少阴三经之会，有补肾生髓之效。肾藏精，精生髓，脑为髓海，髓海有余可促进脑生理功能的恢复，上述各穴相配可促进脑组织的代谢和修复，改善大脑的生理功能，收到"醒神开窍"之功，其余穴位为疏通经络之用。耳穴埋针可延长疗效，脑干为此病病位，"心主神明"，心、脑干两者相配安神定志。

（张晓丽）

第八节　脑梗死

·病例1·

患者顾某，女性，55岁，于2019年9月3日初诊。

病史摘要　患者因"左侧肢体乏力麻木2月余"入院。刻下症见：神志清晰，左侧肢体乏力，无言语不利，无饮水呛咳，食欲下降，睡眠欠佳，二便正常，近2个月体重减轻8 kg。查体：左上肢肌力2级，左下肢肌力4级，右侧肢体肌力正常；左上肢肌张力减低，右侧肢体、左下肢肌张力正常；双下肢无水肿；生理反射存在，左侧巴宾斯基征阳性，左侧霍夫曼征阳性，余病理征未引出；舌暗，苔白，脉滑。

西医诊断　脑梗死。

中医诊断　中风-中经络（气虚血瘀证）。

治则　醒脑开窍，温阳通络。

处方

体针：百会、印堂、水沟、承浆、内关、三阴交、阳陵泉、足三里、肩髃、尺泽、外劳宫。

腹针：引气归元。

热敏灸：督脉、肩关节、髋关节。

埋耳针：脑、心、肝、脾（双耳交替）。

刺络：心俞、大椎。

治疗经过　内关、水沟、三阴交施以醒脑开窍针法，水沟向鼻中隔方向针刺0.3～0.5寸，做雀啄手法，直至眼球湿润为度；内关直刺1寸，捻转提插泻法；三阴交提插补法，以下肢抽动为度，其他穴位平补平泻，腹针不行手法，留针30分钟。督脉、肩关节、髋关节施以热敏灸。耳针留置3～5天，左右耳交替进行。刺络心俞、大椎。除耳针外，以上治疗每天1次，经过30天的治疗后，患者肢体麻木症状较前明显减轻，出院时左上肢肌力3级，左下肢肌力4+级。

按语　中风是以突然晕倒，不省人事，伴有口眼歪斜、半身不遂、言语不利，或不经昏仆仅以口眼歪斜、半身不遂、言语不利为主要临床表现的疾病。其病机主要归纳为虚、火、风、痰、气、血六因素，兼具忧思、恼怒、嗜酒、劳倦等原因，导致经络脏腑功能失常，阴阳失衡，气血逆乱，夹痰浊、瘀血上扰清窍发为中风，其病位在脑，核心病机为窍闭神匿、神不导气。

在本病的治疗上，符文彬教授首重调神，须醒脑开窍，以神导气，从而恢复肢体功能，临床上针刺常用醒脑开窍针法。同时，符文彬教授认为，人靠元气而生，而元气本于阳，人体阳气乃人身之主宰，人的生长壮老过程，就是阳气由强到弱的过程，阳虚就是各种疑难（脑）病的本质，最终痰瘀互生，虚实夹杂。针灸补阳与中药不同，"补阳"和"通阳"是同时进行的，可主动大胆地用，不会像中药一样被冠以"伤阴动血""滋腻碍胃""壅塞三焦"之名。故在临证中，重视匡扶元气，匡扶元阳之气可引虚阳潜藏，清利头窍，阳气旺则气血自行。而灸法是符文彬教授极其重视的补阳之道，通过艾炷的燃烧，使得温热之气由肌表透达经络，通过经络到达五脏六腑，循环全身，正如《扁鹊心书》中提出的温阳之法："灼艾第一，丹药第二，附子第三。"临床上常用热敏灸督脉，因督脉总督一身之阳经，六条阳经都与督脉交汇于大椎，督脉有调节阳经气血的作用，故被称为"阳脉之海"，温补督脉阳气是治疗各种疑难（脑）病的关键所在。本案在使用醒脑开窍针刺法的同时，配合督脉热敏灸以温补阳气，通调一身之气血，肩关节、髋关节热敏灸可疏通经络、通利关节，促进肢体功能恢复。最后，通过于耳穴留置皮内针的方式巩固和维持疗效，提高远期效应。为防灸后上火，予刺络纠之。

符文彬教授强调，针灸治疗疾病不仅要取得良好的即时效应，更要重视针灸效应的长期巩固和维持。《素问·离合真邪论》曰："静以留之。"皮内针是后世医家在《黄帝内经》中"浮刺"与"久留针"的基础上发展而来的一种新型针刺方法，是经络腧穴与皮部理

第一章

内科病症

035

论相结合的具体应用，皮内针可持久刺激皮部，调整经络脏腑功能，有效延长治疗时间，提高临床疗效。于耳穴脑、心、肝、脾留置皮内针，可以维持针刺开窍醒脑、行气活血的作用，从而达到维持疗效的目的。本案将毫针、灸法、皮内针结合应用，体现了符文彬教授"治病本于阳气""重灸扶阳"的学术思想，以及"一针二灸三巩固"的阶梯治疗模式，取得了良好的疗效。

（孙定炯）

·病例2·

患者许某，女性，81岁，于2019年3月19日初诊。

病史摘要 患者因"右侧肢体乏力1个月"入院。刻下症见：右侧肢体乏力，无言语不清，无吞咽困难，无饮水呛咳，时有头晕，无头痛，纳寐尚可，二便调。查体：神清，精神可，对答切题，查体合作；右侧上肢肌力4级，右侧下肢肌力3级，左侧肢体肌力正常，四肢肌张力正常；生理反射存在；右侧巴宾斯基征阳性、查多克征阳性；舌暗，苔白，脉弦。辅助检查：头颅CT（2019年2月，海南省人民医院）示左侧丘脑梗死；颈部血管彩超示双侧颈动脉内中膜增厚伴斑块形成，右锁骨下动脉斑块形成，双侧椎动脉内径及血流信号未见异常。

西医诊断 丘脑梗死。

中医诊断 中风-中经络（痰瘀阻络）。

治则 健脾化痰，活血化瘀通络。

处方

体针：百会、印堂、水沟、内关、三阴交。

头针：顶颞前斜线。

精灸：引气归元、肾俞、肺俞、四花穴。

埋耳针：心、胃（双耳交替）。

治疗经过 内关、水沟、三阴交施以醒脑开窍针法，水沟向鼻中隔方向针刺0.3～0.5寸，做雀啄手法，直至眼球湿润为度；内关直刺

1寸，捻转提插泻法；三阴交提插补法，以下肢抽动为度，其他穴位平补平泻，留针30分钟。针刺后行精灸治疗，每穴2壮。最后，单耳埋耳针，留针2天，再次治疗时选对侧耳朵。以上方为主治疗，每天1次。经治疗2周，患者右侧肢体肌力较前改善，右侧上肢肌力4+级，右侧下肢肌力4级，嘱患者于当地医院继续针灸及康复治疗。

按语　中风又名卒中，以卒暴昏仆、不省人事或突然口眼歪斜、半身不遂、言语謇涩为临床表现的病症。中风的病机归纳为虚（阴虚、气虚）、火（肝火、心火）、风（肝风、外风）、痰（风痰、湿痰）、气（气逆）、血（血瘀），导致经络脏腑功能失调，阴阳失衡，气血逆乱，夹痰浊等上扰清窍，发为中风。《太平圣惠方·卷第二十》曰："夫脏腑久虚，气血衰弱，腠理开泄，阴阳不和，真气散失，营卫虚竭，邪气毒风，从外而入，伤于经络，固名卒中风也。"《医学指迷》云："人必先虚也，而后风入之。气虚之人，腠理不密，则外风易袭。血虚之人，肝木不平，则内风易作。中脏多滞九窍，故口噤失音，目瞑上视，大小便不通。中腑多着四肢，故半身不遂，手足不用，痰涎壅盛，喘声如雷。中脉络为最轻，只口眼歪斜，沉沉欲睡而已。"

《临证指南医案·中风》云"肝血肾液内枯，阳扰风旋乘窍"，说明劳损正气，经络空虚使风邪入中。

符文彬教授认为患者平素嗜食肥甘厚腻，日久痰热内蕴，加之年老，元气渐亏于下，脾胃虚弱，水湿运化失司，聚湿成痰，痰瘀阻络，瘀阻脑络而发为本病。符文彬教授认为本病在治疗上应重调神，中风患者的首先表现为神机失用，故针刺取百会、印堂、水沟，通调督脉之气，以使气达清窍，气为血之帅，气达血至，以濡养清窍。内关为心包经络穴，可调理心神、疏通气血，三阴交为足三阴经交会穴，可滋补肝肾。针刺对侧顶颞前斜线同时嘱活动患肢以改善患肢功能。精灸具有温通之效，灸引气归元有补中益气、健脾化痰之功效。灸肺俞、肾俞以温阳利水化湿。灸四花穴［膈俞（双）、胆俞（双）］可调节一身之气，调和气血，通络开窍，"温"与"通"相互促进，可取开窍醒神、通络、扶助正气之功。心主神明，胃为后天之本，主腐熟水谷，耳针取心、胃以巩固疗效。

（吴林）

·病例3·

患者吴某，女性，57岁，于2019年11月8日初诊。

病史摘要　患者5天前无明显诱因出现右侧肢体活动障碍，右上肢可抬离床面，不能手握物体，右下肢可抬离床面，不能行走，遂至我院门诊就诊，行头颅CT检查示"腔隙性脑梗死"，遂住院治疗。住院期间症状稍加重，自觉右侧肢体冰冷，左侧口角歪斜，睡眠差，多梦，饮食一般，二便可；舌黄苔厚，脉弦数。糖尿病病史7年，否认高血压、心脏病、肾病等重大病史；无食物、药物过敏史。

西医诊断　腔隙性脑梗死。

中医诊断　中风-中经络（风痰阻络证）。

治则　祛风化痰通络。

处方

体针：风池、行间、太冲（左）、三阴交、百会、印堂、头维、廉泉、外关、足三里。

腹针：鸠尾、中脘。

精灸：风池、风府、足三里、悬钟、四花穴。

刺络：心俞、胃俞。

埋针：心俞、肝俞。

中药处方：天麻15g，钩藤15g，石决明10g，栀子15g，黄芩5g，杜仲10g，桑寄生10g，夜交藤15g，茯神5g，益母草15g，水煎内服，每天1剂。

治疗经过　体针针刺后行平补平泻法，腹针不行手法，留针30分钟；取针后行精灸治疗，每穴2壮；精灸后穴位刺络放血；最后，背俞穴埋针治疗，平补平泻，留针2～3天。以上方为主治疗，每周2～3

次。治疗2周后，患者自觉右侧肢体无明显冰凉感，1个月后肌力较前改善。

按语 中风是以突然昏倒、不省人事伴有口角歪斜、半身不遂为主症的病症。符文彬教授认为，中风治疗首先要明确病因病位，以辨病与辨证结合防治。中风病位在脑，病变涉及心、肝、脾、肾等脏器。基本病机是脏腑阴阳失调、气血逆乱，上扰清窍，神不导气。符文彬教授认为肢体偏瘫责之于中风后神机闭匿，经脉气血阻滞，神不导气，肢体废用，针刺注重醒神，脑为元神之府，督脉络脑，百会、印堂醒脑开窍，头维调神导气；同时临证重视匡扶元气，认为中风患者多因元气亏下，虚阳夹痰瘀阻所致，匡扶元气可引虚阳潜藏，清利头窍，三阴交为足三阴经交会穴，可滋补肝肾；风池、行间、太冲、廉泉、外关以疏肢体经络之气。中风中脏腑以醒脑开窍为主，中经络以恢复肢体功能为主；急性期重在醒神，恢复期重在恢复肢体功能；后遗症期重在改善全身症状及预防复发。治疗方法将毫针、精灸、皮内针相结合，可精灸风池、风府、足三里、悬钟、四花穴等；刺络心俞、胃俞平衡气血；采用皮内埋则能有效延长针刺作用的时间，增强治疗效果，提高近期及远期疗效。

（赵婷）

第九节　橄榄体脑桥小脑萎缩

病例

患者陈某，男性，52岁，于2021年6月12日初诊。

病史摘要 患者因"四肢活动不利3年余"入院。刻下症见：四肢肢体活动不利，左侧明显，不能稳坐，言语含糊，存在爆破性发音，口角歪斜，偶有饮水呛咳，偶有头晕，时有咳嗽咳痰，咳痰色白质黏，无头痛，无恶心呕吐，无胸闷胸痛，纳可，睡眠欠佳，大便

2～3天排解1次，质软，小便正常；舌暗红，苔白腻，脉细。查体：卧位血压152/92 mmHg，立位血压129/96 mmHg；神志清，反应可，查体配合，言语含糊，双侧瞳孔等大、等圆，双眼球外展运动不全，对光反射灵敏，伸舌稍偏右，左侧鼻唇沟变浅，口角稍向左歪，双侧咽反射减退；左侧上肢肌力3-级，左下肢肌力3级，左侧握力减退，右侧肢体肌力4-级，双侧肢体肌张力正常，四肢协调性差，左侧共济运动检查不合作，右侧指鼻试验、跟-膝-胫试验欠稳准；双侧巴宾斯基征阴性；Barthel评分35分，格拉斯哥昏迷评分15分，神经功能缺损评分（NIHSS）评分7分，简易精神状态检查量表（mini-mental state examination，MMSE）评分27分。辅助检查：CT（2018年3月，海口市人民医院）示脑干出血治疗后改变，软化灶形成，脑内多发缺血灶，建议进一步检查；头颅及颈部CT血管造影示左大脑中动脉分支较右侧稍减少，左颈内动脉海绵窦段局限性钙化斑块，管腔无狭窄，右椎动脉全程管腔较左侧变窄（变异）。头颅MRI（2021年6月2日，海南省中医院）示脑萎缩，橄榄体脑桥小脑萎缩（图1-9-1）。

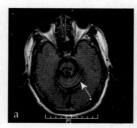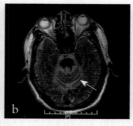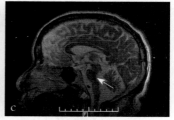

a、b：可见小脑萎缩。c：可见脑桥萎缩。

图1-9-1　患者头颅MRI可见橄榄体脑桥小脑萎缩

西医诊断　橄榄体脑桥小脑萎缩。

中医诊断　骨繇（阳气亏虚证）。

治则　温阳通脉，豁痰开窍。

处方

运动针刺：风府、风池、完骨、天柱、翳风、百会、印堂、水沟。

舌针：心、聚泉。

体针：外关、足临泣/合谷、太冲（两组穴位交替）。

大灸：督脉（风府至腰阳关）、任脉。

埋耳针：脑干、心、胆（双耳交替）。

中药：地黄饮子加二陈汤。熟地黄20 g，巴戟天10 g，山茱萸10 g，石斛10 g，肉苁蓉15 g，附子（先煎）10 g，五味子10 g，肉桂10 g，茯苓15 g，麦冬10 g，石菖蒲10 g，远志10 g，法半夏10 g，陈皮10 g，甘草5 g，乌梅5 g，7剂，水煎服，每天1剂。

治疗经过 取坐位运动针刺上述穴位，留针10分钟；舌针点刺；体针上述穴位，两组交替使用，体针针刺后行平补平泻法，留针30分钟；体针取针后，取8 cm艾条施悬灸督脉（风府至腰阳关）、任脉，以局部潮红为度，每天2次，每次40分钟，分上、下午进行；最后单耳埋耳针，留针2~3天，左右耳交替治疗。以上方为主治疗，除大灸、口服中药外，其余治疗均每周2~3次。治疗2个月后，患者能端坐10分钟，头晕感减轻。

按语 橄榄体脑桥小脑萎缩属于多系统萎缩，根据发病特点，在中医学中属于"颤证""骨繇""喑痱"等范畴。《灵枢·根结》云："枢折，即骨繇而不安于地。故骨繇者，取之少阳，视有余不足。骨繇者，节缓而不收也。所谓骨繇者，摇故也。"多由先天禀赋不足或年老久病引起脏腑亏虚、髓海失养、痰瘀阻络所致，病位在脑，与督脉、任脉、肾经、膀胱经等相关。

多系统萎缩多为50岁左右发病，是神经系统变性疾病，表现为自主神经功能障碍、帕金森综合征、小脑共济失调和锥体束征等症状。现代研究认为，病理机制与神经元α突触核蛋白异常聚集导致神经元变性坏死有关，目前临床无特异性治疗药物，仅根据临床出现的帕金森综合征、自主神经功能障碍施以对症治疗为主。

符文彬教授重视补阳，重用灸法。《素问·生气通天论》云："阳气者，精则养神，柔则养筋。"阳气可鼓动十二经脉气血循环不休，在人体的生命活动中具有主导的地位，其固卫体表，濡养宗筋，维持脏腑功能。符文彬教授认为，人靠元气而生，元气本于阳，因此，阳虚是很多疑难病的本质。

灸法重在补阳，有温经通络、升举阳气、化痰活血等作用。大艾条重灸督脉、任脉，任脉、督脉前后相应以通阳调气，填精益髓，大补阳气，使脑有所充，神有所养，从而纠正该患者阳虚本质。

运动针刺取穴风府、风池、完骨、天柱、翳风，可起到息风化痰、增强平衡功能的作用；督脉"入络脑""脑为元神之府"，针刺百会、印堂、水沟，可通调督脉，振奋一身阳气；"心开窍于舌""心主神明"，配合舌针改善言语不利，加强醒脑之功；外关、足临泣为八脉交会穴，两者相配具有通利少阳经气的作用。四关穴指双侧合谷和太冲穴，为经典配穴，具有调和气血、通经活络、行气通窍、镇静安神之功。耳穴埋针以延长疗效，脑干为此病病位，"心主神明"配合"胆主决断"两者沟通经络、养神定志。

（张光彩）

第十节 多系统萎缩

·病例1·

患者王某，男性，82岁，于2019年11月7日初诊。

病史摘要 患者于1年前无明显诱因逐渐出现行走不稳，行走有踩棉花感，头晕并与体位改变相关，伴言语不利，偶有视物重影，无四肢乏力，无口干口苦，纳可，眠差，小便淋漓不尽，便秘。查体：

闭目难立征试验阳性，余神经查体未见明显异常；舌暗，右舌边有瘀斑，苔厚腻，脉沉细。辅助检查：头颅MRI（2019年6月10日）提示多系统萎缩（未见报告）。

西医诊断　多系统萎缩。

中医诊断　骨繇（阴虚风动证）。

治则　滋肝养肾，潜阳息风。

☞ **处方**

　　运动针刺：风池（双）、风府。

　　体针：百会、印堂、水沟、廉泉、内关（双）、阳陵泉（双）、三阴交（双）。

　　腹针：引气归元。

　　发泡灸：风府、天柱（双）、颈百劳（双）、肩中俞（双）、肩井（双）、四花穴、膏肓（双）、肾俞（双）。

　　精灸：引气归元、十二井穴接经（从少商开始）。

　　刺络：大椎。

　　埋针：厥阴俞（双）、阳纲（双）。

治疗经过　患者取坐位进行运动针刺治疗，留针10分钟；取针后以平补平泻法进行体针针刺，留针30分钟；发泡灸风府、天柱（双）、颈百劳（双）、肩中俞（双）、肩井（双）、四花穴、膏肓（双）、肾俞（双），每穴2壮；精灸穴位，每穴2壮，十二井穴接经（从少商开始）点灸各1壮；大椎刺络放血；最后，背俞穴埋针，留针2天。以上方为主治疗10次后，患者诉头晕、行走不稳有好转，行走踩棉花感改善，小便调，便秘稍好转，仍言语不利，遂在前方的基础上加针刺天枢。继续治疗1个月后，患者言语不利较前好转，行走明显改善，治疗半年后复查颅脑MRI提示，双侧额叶皮层下小缺血变性灶，余未见明显异常信号。接经穴位改为十二原穴（从太渊开始）以培补原气，继续巩固治疗。

按语　多系统萎缩为进展性疾病，常规治疗不能使病情得以很好控制。本案选用发泡灸、大接经灸法为临床治疗疑难病提供了宝贵的经验。本案患者以共济失调为主要表现，属于中医学"骨繇"之范畴。此病病位在脑，与心、胆、肾等脏及任督二脉关系密切；病机为肾精不足，风痰上扰；治疗上，先以运动针刺风池、风府醒脑开窍，改善头晕症状；体针取百会、印堂、水沟、廉泉沟通任督二脉振奋阳气兼醒脑。符文彬教授认为"骨正筋柔，气血以流"，心主血脉，少阳主枢，枢机不利则关节活动不便，取内关、阳陵泉、三阴交，可调血养筋；针引气归元以补后天养先天、益肾填精；发泡重灸风府、天柱、颈百劳、肩中俞、肩井以温通颈肩部经络；取四花穴活血化瘀，取膏肓、肾俞以填精益髓；考虑患者为老年男性，发病后病情进展迅速，以风痰上扰为标，肾精不足为本，故符文彬教授先以十二井穴接经（从阴引阳）畅通十二经脉，后改为十二原穴接经调理脏腑功能。

（梁超）

病例2

陈某，女，53岁，于2021年10月30日初诊。

病史摘要 患者站立行走不稳、言语不清进行性加重1年余。刻下症见：神志清，精神尚可，站立行走不稳，言语不清，动作笨拙，偶有头晕，右上肢偶有疼痛，无头痛，无视物模糊，无胸闷气促，双臀、髋部无力感，纳可，眠差，小便尚可，大便2～3天排解1次。近期体重无明显改变。查体：血压 130/72 mmHg；双肺呼吸音清，未闻及啰音，无胸膜摩擦音；轮替动作试验欠稳准，闭目难立征阳性，睁眼不能代偿；舌红，苔黄，脉滑。辅助检查：经颅多普勒超声（2020年7月）示双侧颈总动脉、右侧锁骨下动脉中膜增厚，双侧椎动脉内径及血流信号未见异常。颈椎MRI（2021年3月）示颈椎退行性变并椎间盘突出，考虑颈椎病；颈3椎体右侧结节，考虑血管瘤。双髋部CT示左侧骶髂关节改变，多考虑退行性变所致骶髂关节炎；双侧骶髂关节退行性变。肝功示碱性磷酸酶155.4 U/L，γ-谷氨酰转肽酶118 U/L，谷丙转氨酶69.0 U/L。空腹血糖、肾功七项、离子六项、凝血五项、血常规、尿液分析、粪便常规+隐血提示结果未见异常。颅脑CT（2021年3月）示小脑萎缩（图1-10-1）。

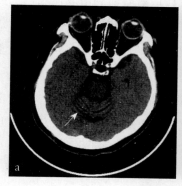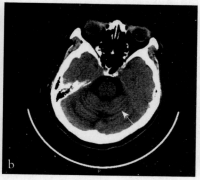

a、b：可见小脑萎缩。

图1-10-1　颅脑CT示小脑萎缩

西医诊断　多系统萎缩。

中医诊断　骨痿（肝肾亏虚证兼湿热内蕴）。

治则　温阳通脉，开窍通络。

☞**处方**

速刺：风府、风池。

舌针：脑干（轻刺激）。

体针：印堂、百会、水沟、承浆、大陵、太冲。

腹针：引气归元、天枢。

大灸：神阙、悬钟、督脉（风府至腰阳关）。

埋针：神堂、魂门（双侧交替）。

刺络：心俞。

中药：麻黄细辛附子汤+二陈汤加减。麻黄10 g，附子（先煎）10 g，细辛5 g，法半夏10 g，陈皮10 g，茯苓20 g，甘草5 g，乌梅10 g，7剂，水煎服，每天1剂。

治疗经过　速刺风池、风府，行平补平泻手法后出针；舌针点刺；患者平卧行体针及腹针针刺，留针30分钟后，用大艾条（直径8 cm）灸神阙、悬钟及督脉，以局部潮红为度；单侧神堂、魂门穴埋针，留针2天，再次埋针时选对侧穴位；最后心俞刺络放血。以上方为主治疗，每天进行针灸1次，每周治疗5次。治疗2周后，患者诉言语较前清晰，头晕改善，站立行走较前平稳，1个月后随访症状未见加重，嘱患者继续行针灸治疗以减缓疾病进展。

按语 多系统萎缩是进展性疾病，根据其临床症状，本病在中医学中属于"颤证""骨繇""喑痱"等范畴，多由先天禀赋不足或年老久病引起脏腑亏虚，髓海失养，痰瘀阻络所致，病位在脑，与督脉、肝、肾相关。

符文彬教授重视补阳，重用灸法。《素问·生气通天论》云："阳气者，精则养神，柔则养筋。"阳气可鼓动十二经脉气血循环不休，具有固卫体表，濡养宗筋，维持脏腑功能的作用，在人体的生命活动中具有主导的地位。灸法重在补阳，对慢性虚寒性疾病尤为适宜，有温经通络、升举阳气、行气活血等作用。任、督脉前后相应，灸之以通阳调气，可大补人体元阴元阳。本案重灸督脉风府至腰阳关、神阙、悬钟，可填精益髓，大补肾阳，使脑有所充，神有所养，从而纠正患者阳虚状态，改善患者二便及睡眠状况。

针刺取穴风府、风池以定眩息风化痰；印堂、百会、水沟、承浆为督脉穴，督脉"入络脑""脑为元神之府"，针刺可醒脑安神；针刺大陵、太冲穴，可调心神，疏通气血；配合舌针脑干轻刺激，一则针对病所，二则改善言语不利。

除针灸外，本案所用中药主方为麻黄细辛附子汤、二陈汤，主要由附子、麻黄、细辛、法半夏、陈皮、茯苓、炙甘草等组成，该方出自《伤寒论》，《伤寒论·辨少阴病脉证并治》记载："少阴病，始得之，反发热，脉沉者，麻黄细辛附子汤主之。"方中附子为君药，历来被誉为百药之长，其具有回阳救逆、补火助阳、散寒止痛等功效。麻黄辛温，为君药，附子辛热，温肾助阳。细辛可解表散寒、祛风止痛，为佐药。本方能温经祛寒、通络舒筋，配合二陈汤化痰利湿，可改善患者直立行走不稳、言语不清、动作不灵活的症状，共奏温阳通脉，开窍化痰之功。

（张光彩）

·病例3·

患者云某，男性，61岁，于2020年12月5日初诊。

病史摘要　患者因"左侧肢体乏力3月余，加重伴行走不稳1月余"入院。入院症见：左侧肢体活动不利，坐立、行走不稳，无饮水呛咳，无头晕、头痛，无四肢抽搐，无咳嗽咳痰，纳眠可，小便失禁，大便难解，2～4天排解1次。近期体重无明显变化。查体：血压136/90 mmHg，神志清晰，自主体位，对答切题，查体合作；口齿清晰；双瞳孔等圆、等大，双眼瞳孔对光反射灵敏；伸舌偏右；颈软，无抵抗；左侧肢体肌力5-级，余肢体肌力正常，左侧肢体肌张力稍有增高；双侧巴宾斯基征阳性，闭目难立征阳性，指鼻试验欠稳准；生理反射存在，余病理反射未引出；舌淡红，苔白，脉弦。简易精神状态检查量表（MMSE）评分19分（定向力、阅读、记忆力尚可，计算力、书写明显减退）。辅助检查：颅脑MRI+弥散加权成像（diffusion weighted imaging，DWI；2020年9月8日，海口市人民医院）提示，①脑内（含脑干）多发缺血及脑梗死灶，部分软化灶；②老年男性脑萎缩，脑白质疏松。动态脑电图报告示异常动态脑电图（左顶枕、颞区尖慢波放电）。头颅MRI（2020年12月2日）提示：①多发腔隙性脑梗死，部分脑软化灶；②脑白质变性；③脑萎缩；④透明隔间腔形成；⑤脑动脉硬化。

西医诊断　①多系统萎缩；②脑梗死（恢复期）。

中医诊断　中风-中经络（风痰阻络证）。

治则　化痰通络，补肾益髓。

处方

运动针刺：风池、完骨、翳风、风府。

体针：百会、印堂、水沟、列缺、照海。

腹针：引气归元。

大灸：任脉与颈后交替。

埋耳针：脑、心、胆（双耳交替）。

刺络：心俞、三焦俞。

中药：六味地黄汤加减。泽泻10g，鹿角霜10g，茯苓15g，大枣10g，桂枝10g，熟地黄15g，甘草10g，牡丹皮10g，山药20g，共4剂，每天1剂，水煎服，每天2次。

治疗经过　取坐位行运动针刺疗法，留针10分钟，后体针针刺平补平泻，留针30分钟，大灸取8cm艾条施悬灸，悬灸任脉（重点灸：中脘、神阙、关元）与颈后（重点灸：风池、风府、颈百劳），以局部潮红为度，最后单耳埋耳针治疗，留针2天，左右耳交替，最后心俞、三焦俞刺络放血。以上方为主治疗，每天1次，经10天治疗后，患者坐立较前平稳出院。之后间断在海南省中医院康复科治疗，现病情稳定。

按语　根据多系统萎缩的发病特点，中医学将其归属于"颤证""骨繇""喑痱"等范畴。《灵枢·根结》云："枢折，即骨繇而不安于地，故骨繇者，取之少阳，视有余不足。骨繇者，节缓而不收也。所谓骨繇者，摇故也。"《素问·脉解》曰："内夺而厥，则为喑痱，此肾虚也，少阴不至者，厥也。"病位在脑，与督脉、任脉、胆经、肾经等相关，痰浊是其致病因素。

多系统萎缩是一种罕见的神经变性病，多中老年起病，病程缓慢进展，目前病因尚不明确，主要累及锥体系、锥体外系、自主神经3个系统。多系统萎缩目前尚无专项检查方法，主要通过家族史及病史的询问，根据患者的症状，选择相应的检查项目，多建议患者先做头部MRI、立卧位血压及病理学检查等。现代研究病理机制与神经元α突触核蛋白异常聚集导致神经元变性坏死有关，目前临床无特异性治疗药物，仅根据患者的临床症状，如帕金森综合征、自主神经功能障碍等施以对症治疗为主。

　　本案患者既有缺血性又有神经变性症状，有脑卒中基础，又有多系统萎缩。多系统萎缩与痰、瘀密切相关，痰、瘀既是病理产物，又是致病因素，多因虚而致；治疗应在化痰湿、通经络基础上，加强补肾益髓、温补肾阳作用。本案患者先取坐位对风池、完骨、翳风、风府行运动疗法针刺。出针后，患者取平卧位针刺百会、印堂、水沟，以调任通督、醒脑开窍；列缺为八脉交会穴，通任脉，照海为肾经腧穴，符文彬教授常两穴相配，以滋补肾精。"针所不为，灸之所宜"，符文彬教授重用灸法。《素问·生气通天论》云："阳气者，精则养神，柔则养筋。"阳气可鼓动十二经脉气血循环不休，在人体的生命活动中具有主导的地位，其固卫体表，濡养宗筋，维持脏腑功能。符文彬教授认为，人靠元气而生，元气本于阳，因此阳虚是很多难治病的本质。故予重灸任脉与颈后益气养血、温阳行气，改善脑的共济功能。另刺络心俞、三焦俞以泄有余之气，避免大灸后火热上炎，通调全身气机。最后埋针耳穴（脑、心、胆）以调神巩固疗效。

（林立卿）

第十一节　放射性脑病

病例

　　患者王某，男性，46岁，于2019年10月19日初诊。

　　病史摘要　患者鼻咽癌放疗3个月后出现双下肢乏力，站立行走不稳，刻下症见：左上肢麻木疼痛，左侧肢体肌肉萎缩，双足底麻木疼痛，肢体活动不利，口干，神清，对答切题，纳寐可，二便调。查体：咽反射减弱，四肢肌力5-级，肌张力正常，腱反射减弱，左侧巴宾斯基征阳性，左侧肢体感觉障碍，双侧肢体运动障碍；舌淡胖，苔黄腻，脉滑。辅助检查：头颅MRI（2019年10月，海南省人民医院）示腔隙性脑梗死，肌电图示周围神经远端损伤。

西医诊断 放射性脑病。

中医诊断 痿病（湿热证）。

治则 清热利湿。

☞**处方**

体针：外关、承浆、印堂、百会、水沟。

腹针：引气归元、腹四关［滑肉门（双）、外陵（双）］。

精灸：引气归元、悬钟、腰四穴、肾俞。

刺络：大椎。

中药：四妙丸加减。苍术10g，牛膝10g，黄柏（盐炒）10g，薏苡仁20g，7剂，水煎服，每天1剂。

治疗经过 体针针刺行平补平泻手法，腹针不行手法，留针30分钟，精灸每穴2壮，最后大椎刺络放血。每天1次，10天为1个疗程。

按语 放射性脑病指头颈部肿瘤接受放射性治疗后短时间内出现的脑组织水肿、变性、坏死的疾病。一般在放射治疗的数月后发生，常见的症状有头痛、恶心呕吐、肢体瘫痪等，主要为脑水肿。符文彬教授认为患者为放射性脑病的可能性大，亦要排除靶向药物引起的周围神经损害（药物毒性）。"引气归元"指中脘、下脘、气海、关元四穴，有以后天养先天之意。"腹四关"指双侧滑肉门和双侧外陵，其中滑肉门主管躯干上部、上肢，外陵主管躯干下部、下肢，取腹四关使气血上输下达至肢体末端，引脏腑之气向全身布散。外关通调三焦，承浆为任督脉交会穴，通调任督经气。因为"湿得温则化"，精灸引气归元、肾俞加强补肾，因脑为髓海，灸髓会之悬钟益精填髓；腰四穴利湿。为防大灸后火旺，故最后大椎刺络以泻热。中药内服四妙丸清利湿热。

（韩秋琼）

广东省名中医符文彬针灸治疗疑难病临证验案

第十二节 多发性肌炎

病例

　　患者郭某，女性，39岁，无业，于2021年3月10日至海南省中医院住院治疗。

　　病史摘要 患者因"四肢乏力半年余"入院。刻下症见：神清，四肢乏力，上楼梯或长距离行走后出现气促，无四肢抽搐，无肉跳，周身无疼痛，无言语不利，无饮水呛咳，双足瘙痒，纳寐可，二便正常。查体：心率86次/min，血压 119/87 mmHg；右侧瞳孔呈圆形，直径约2.5 mm；左侧瞳孔呈椭圆形，长轴约3 mm，短轴约2 mm；双侧对光反射灵敏；伸舌居中，咽反射减弱，洼田饮水试验1级；颈软，无抵抗，颈椎棘突及棘突旁压痛，颈部活动无受限；腰椎棘突及棘突旁压痛，腰部活动无受限，双侧直腿抬高试验阴性，加强试验阴性；双足可见散在皮疹；双上肢近端肌肉萎缩，四肢近端肌肉压痛，双上肢近端肌力3级，远端肌力5级，双下肢近端肌力3级，远端肌力5级；四肢肌张力减弱；双下肢无水肿；四肢腱反射正常；双侧霍夫曼征阳性，余病理征未引出；舌红，苔薄白，脉细。辅助检查：头颅MRI（2021年2月22日，海南省人民医院）示右侧丘脑腔隙性梗死。颈椎MRI示颈5/6椎间盘突出，颈椎轻度退行性变。胸部CT示：①左肺上叶下舌段类小结节，多考虑炎性增殖灶；②双侧腋窝多发小淋巴结，部分稍大；③左肾结石，右肾小囊肿。肌电图示：①所查四肢肌呈肌源性损害肌电图表现，以近段明显；②所查四肢周围神经传导速度及波幅在正常范围。

　　西医诊断 ①多发性肌炎；②腔隙性脑梗死；③肺结节病；④肝囊肿；⑤左肾结石；⑥颈椎间盘突出症；⑦腰椎骨性关节炎；⑧慢性扁桃体炎。

　　中医诊断 痿病（肝肾亏虚证）。

内科病症

051

治则　补益肝肾，滋阴清热，兼顾补肺脾之气。

✍ **处方**

体针：百会、印堂、水沟、廉泉、四关穴［合谷（双）、太冲（双）］、阳陵泉、内关、三阴交、公孙。

腹针：中脘、下脘、气海、关元、水分。

精灸：肾俞、肝俞、脾俞、肺俞、风府、哑门、大椎、陶道、身柱、神道、灵台、至阳、筋缩、中枢、脊中、悬枢、命门、腰阳关。

热敏灸：神阙、中脘、肩髃、髋关节、足三里。

刺络：三焦俞、委中、腰眼、膀胱俞。

埋耳针：脑干、心、胃（双耳交替）。

治疗经过　患者取仰卧位针刺体针穴位，平补平泻，腹针不行手法，留针30分钟；精灸穴位，每穴2壮；热敏灸每穴10～15分钟，以局部潮红为度；灸后刺络放血；最后单耳埋针，留针2～3天，左右耳交替埋针治疗。治疗2个月后，患者乏力较前明显改善。

按语　痿病是一种以肢体肌肉萎缩无力，筋脉弛纵，不能随意运动为主的一类病症，以下肢痿弱较为多见，因此也有"痿躄"之称。中医认为本病病位在筋脉、肌肉，根本在于五脏虚损。符文彬教授认为本病的治疗不应受古人之"治痿独取阳明"的思维限制，治疗上首先要分清虚实，凡起病急，发展较快者，多属实证；凡病程较长，起病与发展缓慢，以脾胃肝肾亏虚为多者，属虚证；也可有虚中夹实的证候，临床需辨证论治，达到扶正不留邪，祛邪不伤正的目的。针灸的治疗要善于从经络辨证。《素问·痿论》指出："阳明者，五脏六腑之海，主润宗筋，宗筋主束骨而利关节也。冲脉者，经脉之海也，主渗灌溪谷，与阳明合于宗筋，阴阳总宗筋之会，会于气街，而阳明为之长，皆属于带脉而络于督脉。故阳明虚则宗筋纵，带脉不引，故足痿不用也。"说明痿病的发生与奇经的冲脉、带脉、督脉有关。《类证治裁·痿症》所言："脊骨手足痿纵，此督脉及宗筋病……须理督脉，兼养宗筋乃效"；又言"冲为血海，隶于阳明，阳明虚则冲脉不荣，而宗筋弛纵，无以束筋骨，利机关。法当调补营血，以实奇经"。符文彬教授临证中善于引经据典，受《素问·移精变气论》中"神之所病，百病之始，皆本于神"及《灵枢·海论》中"督脉贯脊，上至风府，入属于脑"，脑为元神之府，为髓海，主司精神活动和感觉运动的启发，治疗上主张调神通督之法，督脉为阳脉之海，统领全身阳经，因此取百会、印堂、水沟可通调任督气血，振奋一身阳经之气，理顺三焦气机，阴阳并调，通督安神；配以手阳明大肠经、足厥阴肝经之原穴合谷与太冲，一气一血、一阳一阴，使气血冲和、经脉畅达。《素问·太阴阳明论》中言："脾病而四肢不用……今脾病不能为胃行其津液，四肢不得禀水谷气，气日以衰，脉道不利，筋骨肌肉，皆无气以生，故不用焉。"故选用引气归元（中脘、下脘、气海、关元）补养先后天之本，兼顾补益气血之法，使脾气充足，气血生化有源，继而上输至清窍髓海，使神有所养，神气充足。另外，中脘、下脘、气海、关元四穴同用蕴含"后天养先天"之意，具有治心肺、调脾胃、补肝肾的功效。三阴交为脾经之穴，同时又是肝、脾、肾三条阴经之交会穴，公孙为脾经之络穴又是八脉交会穴，通冲脉，配合使用可调理脾肾、调理冲脉及补益气血。内关、阳陵泉的选取出自符文彬教授提出的"心胆论治"理论，常用于治疗痿病、痹证、神志病、风证等。《医学入门·脏腑·五脏穿凿论》曰"心与胆相通……此合一之妙也"，内关为手厥阴心包经的络穴、八脉交会穴，通阴维脉，一穴贯连三经，具有养心安神、疏通气血的作用；阳陵泉为筋会、胆经合穴和胆之下合穴，两穴相配木火相生，濡养筋脉。廉泉为局部配穴法，以利咽，治疗咽反射减退。符文彬教授认为疑难病的病机复杂，病变涉及多脏腑、多经脉，治疗上离不开灸法温通阳气，根据痿病的病因病机及病位特点取肾俞、肝俞、脾俞、肺俞、风府、哑门、大椎、陶道、身柱、神道、灵台、至阳、筋缩、中枢、脊中、悬枢、命门、腰阳关等五脏穴位及督脉上的穴位进行精灸治疗以温通阳气，扶正补虚。最后配合刺络放血及耳针巩固疗效，遵从了符文彬教授的"一针二灸三巩固"的针灸治疗模式。

（赵瑾）

第十三节　纤维肌痛综合征

病例

患者毛某，58岁，男性，于2022年9月23日初诊。

病史摘要　患者2020年1月于外地考察时感寒后出现颈、背、腰部疼痛，呈持续性，程度时轻时重，无上肢或下肢放射痛，无肢体麻木，无头晕头疼。曾于外院就诊，诊断为"纤维肌痛综合征"，予口服奥氮平、度洛西汀、艾司唑仑等，平素工作繁忙，每天平均睡眠4小时，易怒。刻下症见：精神可，颈、背、腰部疼痛，无肢体放射痛，无头痛头晕，纳一般，眠差，入睡困难，须服药辅助，二便调。有2型糖尿病病史。查体：臂丛牵拉试验阴性，叩顶试验阴性，直腿抬高试验阴性，双侧腋下压痛阳性，太冲穴压痛阳性，腰骶部压痛阳性，肝俞穴压痛阳性，腹部神阙穴附近温度低，腰骶部温度低；舌淡暗，苔薄白，脉弦。患者对针刺痛阈低，疼痛视觉模拟评分法（visual analogue scale，VAS）评分为7分。

西医诊断　纤维肌痛综合征。

中医诊断　痹证（肝郁气滞）。

治则　疏肝解郁，理气活血。

处方

体针：百会、神庭、头维、合谷、太冲。

腹针：中脘、关元。

雷火灸：中脘、神阙、带脉、肺俞、命门、肾俞、涌泉。

刺络：大椎、肩井、心俞、至阳、肝俞、三焦俞。

埋针：神堂、魂门/厥阴俞、胆俞（两组穴位交替）。

治疗经过 仰卧位针刺体针穴位，平补平泻，腹针不行手法，留针30分钟，雷火灸以灸至局部潮红为度，刺络放血穴位，单侧穴位埋针，留针2～3天，左右侧穴位交替治疗。以上方为主治疗，每周治疗2～3次。治疗当天，患者疼痛感随即减轻，治疗1周后疼痛明显减轻，VAS评分为5分；治疗2周后，患者诉睡眠有所改善；治疗2个月后，逐渐停服西药，症状改善，VAS评分为2分。

按语 纤维肌痛综合征的原因不明，患者可有躯体或精神创伤史。纤维肌痛综合征最突出的症状是全身弥漫性疼痛并持续3个月以上，同时会合并一些其他临床表现，常见的包括睡眠障碍、躯体僵硬感、疲劳、认知功能障碍等。纤维肌痛综合征很难治疗，目前还属于不能治愈的慢性疼痛性疾病。中枢神经敏感化是引起纤维肌痛综合征的最主要原因之一。长期的慢性疼痛会导致"中枢致敏"，可表现在患者的脑脊液中，如5-羟色胺和P物质升高。全身广泛性肌肉疼痛和广泛存在的压痛点是所有纤维肌痛综合征患者都具有的症状。疼痛遍布全身各处，尤以中轴骨骼（颈、胸椎、下背部）、肩胛带及骨盆带等处为常见，往往呈对称性分布。其他常见部位依次为膝、手、肘、踝、足、上背、中背、腕、臀部、大腿和小腿。大部分患者将这种疼痛描述为钝痛，痛得令人心烦意乱。

中医属"痹证"范畴，符文彬教授根据多年临床经验，认为该病与"肝主情志"有关，治则以疏肝调神为主。《黄帝内经》曰"肝有邪，其气留于两腋"，本案患者太冲穴、肝俞压痛说明辨证在肝经，另外神阙、腰骶部皮肤温度低，说明肾阳不足，疏肝同时温补肾阳。故以百会、神庭、头维安定神志，四关穴〔合谷（双）、太冲（双）〕出自《针灸大成》，合谷为手阳明经的原穴，泻之可清热泻火，补之可补气振羸。太冲是足厥阴经的原穴，泻之可疏肝理气，平肝息风，补之可养肝血。针刺原穴能调整脏腑气血，通达三焦气机，改善内脏功能，发挥其扶正祛邪的作用。太冲为冲脉之支别处，与冲脉、肾脉脉气相应，故针刺太冲亦可有调理冲、肾脉之功。两穴合用有平肝阳、调气血、通经络作用，临床运用极广，本案取四关穴疏肝的功效。本案患者有肾阳不足，须雷火灸火力达效，中脘、神阙补先天、后天之阳，带脉固护肾阳，肺俞理气，命门、肾俞转补肾阳，最后涌泉引火归元。刺络心俞、大椎、肩井泻上焦有余之热，"肝常有余"，肝俞放血泻有余之肝火，三焦通三焦之道路，使上焦之火得以邪有去路。根据脏腑相关理论，同时避免同一穴位过度刺激造成经络疲劳现象，故取神堂、魂门/厥阴俞、胆俞，交替埋针巩固治疗。

（张光彩）

第十四节　脊髓半切综合征

病例

患者李某，男性，47岁，于2020年6月20日初诊。

病史摘要　患者半个月前无明显诱因出现颈部疼痛，逐渐出现四肢肌力减退、活动不利，以左侧肢体明显，曾于外院被诊断为"急性脊髓炎"，经激素冲击治疗后活动不利等症状有所改善。初诊症见：左侧肢体远端活动不利，肢体乏力，神清，对答切题，纳寐可，二便调。查体：左侧肢体肌力3+级，肌张力正常；触痛觉减退，温觉分离，咽反射减弱；病理征未引出；舌淡胖，苔薄白，脉沉。颈椎MRI（2020年6月10日，海口市人民医院）示：颈1～颈5异常信号。

西医诊断　脊髓半切综合征（布朗–塞卡综合征）。

中医诊断　痿病（肾虚证）。

治则　温阳补肾。

处方

体针：腰阳关、命门、涌泉、后溪、申脉、足三里。

腹针：引气归元。

大灸：颈部、督脉、神阙。

中药：麻黄附子细辛汤+桂枝、黄芪等。附子（先煎）10 g，麻黄10 g，细辛5 g，黄芪20 g，桂枝10 g，茯苓15 g，7剂，水煎服，每天1剂。

治疗经过 患者取仰卧位针刺体针穴位，平补平泻，腹针不行手法，留针30分钟。取直径8 cm艾炷悬灸，以局部潮红为度。以上方治疗为主，每周5次。经过2周治疗后患者症状有所缓解。

按语 布朗-塞卡综合征常见于脊髓外伤、脊髓血管障碍、脊髓压迫等，由于痛温觉纤维在脊髓发生交叉，因而造成同侧肢体本体感觉和运动觉丧失，对侧痛温觉丧失。而脊髓炎是横贯性，四肢肌力减退应是对称的。该患者症状为颈部疼痛，逐渐出现四肢肌力减退、活动不利，以左侧肢体明显，故符文彬教授考虑该患者诊断为布朗-塞卡综合征。

本病属于中医"痿病"范畴，"治痿独取阳明""督脉为阳脉之海"，故取穴以督脉、阳明经的穴位为主，腰阳关、命门为督脉穴位，足阳明经穴足三里补后天之本，足少阴肾经涌泉补肾，中脘、下脘、气海、关元穴引气归元，针刺以温经通络；依据"后溪督脉内眦颈，申脉阳跷络亦通"，故取八脉交会穴之后溪和申脉治疗颈腰疾病。诸穴合用以达到温肾助阳、健脾益气之功。"大病宜灸"，从阳论治，故大灸颈部、督脉及任脉神阙穴，本病大灸可激发经气，扶正助阳。中药麻黄附子细辛汤配合黄芪、桂枝以补肾助阳、温经通络。

（韩秋琼）

第十五节　脊髓炎

病例

患者黄某，女性，55岁，于2022年6月3日初诊。

病史摘要　患者因"四肢麻木乏力20余天"就诊。刻下症见：精神一般，四肢麻木乏力，右下肢为甚，躯干麻木，偶有头晕头痛，腹胀腹痛，无咳嗽咳痰，无恶心呕吐，无胸闷胸痛，无腰部疼痛，神志清晰，情绪如常，纳眠一般，大便7天未解，留置尿管，尿管通畅，尿液清，无畏寒怕冷，体重无明显变化。查体：左上肢肌力5-级，左下肢肌力3级，右上肢肌力近端5-级、远端4-级，右下肢肌力0级；四肢肌张力减弱；胸1以下感觉减退；四肢腱反射减弱；脑膜刺激征阴性。生理反射存在，病理反射未引出；舌淡，苔黄腻，脉细弦。辅助检查：头、胸、腰椎MRI（2022年5月1日，人民解放军联勤保障部队第九二八医院）示，①腔隙性脑梗死，②DWI序列未见急性病灶，③右侧上颌窦炎，双鼻甲肥大，双眼晶状体变薄，④颈胸段髓质信号欠均匀，中央管周围水肿信号，⑤胸腰椎退行性变，双侧椎小关节增生、紊乱，胸6、胸11、腰2椎体血管瘤，腰3～腰5椎体软骨终板炎，⑥胸4～腰1椎体水平黄韧带增厚，⑦腰3/4椎间盘膨出，腰4/5、腰5/骶1椎间盘突出伴椎管及双侧椎间孔狭窄。脑脊液检查示白细胞32×10^6/L，红细胞数1×10^6/L，多核细胞百分数2.6%，单核细胞百分数97.4%。脑脊液生化检查示葡萄糖6.51 mmol/L，氯121.5 mmol/L，潘氏试验阳性，总蛋白711.7 mg/L，脑脊液培养结果为阴性。脑脊液抗水通道蛋白4（aquaporin-4，AQP_4）抗体IgG结果为1：10，血清抗AQP_4抗体IgG结果为1：320，血清及脑脊液均未见隐血。颈椎、胸椎MRI（2022年6月25日，海南省中医院）示颈3/4、颈4/5、颈5/6椎间盘突出，颈椎退行性变，胸椎退行性变，胸6椎体异常信号灶，血管瘤？胸背部软组织异常高信号灶，提示渗出性病变（图1-15-1）。

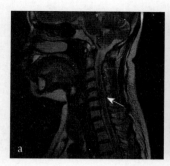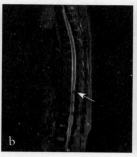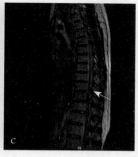

a：可见颈段异常信号。b、c：可见胸段异常信号。

图1-15-1　患者颈胸MRI图像

西医诊断　急性脊髓炎。

中医诊断　痿病（脾胃虚证）。

治则　健脾益气，疏通经络，濡养筋骨。

✍ **处方**

　　体针：涌泉、肩髃、曲池、手三里、合谷、外关、环跳、髀关、足三里、丰隆、悬钟、阳陵泉、三阴交。

　　艾灸：大椎至腰阳关。

　　刺络：心俞。

　　埋耳针：颈、胸、交感（双耳交替）。

　　中药：参苓白术散加肉苁蓉。白扁豆（后下）10 g，白术10 g，茯苓15 g，甘草5 g，桔梗10 g，莲子10 g，党参15 g，砂仁10 g，山药15 g，薏苡仁15 g，肉苁蓉10 g，5剂，水煎服，每天1剂。

　　治疗经过　体针以涌泉为主穴，针刺时以下肢抽动为度，其余配穴予强刺激，不留针；艾灸大椎至腰阳关，每次施灸10～15分钟，以局部皮肤发红为度；刺络心俞；埋耳针上述穴位，留针2～3天，左右耳交替。以上方治疗为主，每周5次，以10次为1个疗程，每个疗程之间休息5～7天。于海南省中医院住院治疗2个月，患者四肢麻木乏力症状缓解。

按语 急性脊髓炎（acute myelitis）是非特异性炎症引起脊髓白质脱髓鞘病变或坏死，导致的急性横贯性脊髓损害，也称为急性横贯性脊髓炎；病因不清；临床表现为病变水平以下肢体瘫痪，传导束性感觉障碍及尿便障碍；胸髓节段最易受累，通常限于1个节段，多灶融合或多个节段散在病灶较少见；脊髓内有2个以上散在病灶称为播散性脊髓炎；MRI典型表现为病变部位脊髓增粗，髓内多发片状或斑点状病灶，呈T1WI低信号、T2WI高信号，强度不均，可有融合，有的病例可始终无异常。

本病在中医学中属于"痿病"范畴。痿病是以肢体软弱无力、筋脉弛缓甚则肌肉萎缩或瘫痪为主要表现的肢体病症，其中以肢体痿弱较多见，是由各种原因引起的筋脉失养，与手足三阳经、手足太阴经、奇经八脉相关，与脾、胃、肝、肾等脏腑关系密切。涌泉首见于《灵枢·本输》，归属足少阴肾经，具有滋阴降火、清利泻热、祛风解痉、开窍醒神、通经活络的作用，为足少阴之井穴，属肾水，穴位于足底，足少阴脉气从足底而出，如泉水涌出，故名"涌泉"，别名"地冲""蹶心"。《寿亲养老新书》中指出："旦夕之间擦涌泉，使脚力强健，无痿弱酸痛之疾矣。"故以涌泉为主穴以通经活络。操作以下肢抽动为度，其余配穴予强刺激，不留针。上肢取穴肩髃属于手阳明大肠经，位于肩关节，并与阳跷脉相交会；曲池属于手阳明大肠经之合穴，此穴位于肘部，乃经气运行之大关，能通上达下，通里达表；手三里为手阳明脉气所发之处，且脉气较深；合谷穴是阳明经之原穴，又为关口，通经活络、舒筋利节之力甚强，可治疗大肠经循经部位的疼痛、麻木、瘫痪等；外关为手少阳三焦经的络穴，八脉交会穴通于阳维脉。下肢取穴环跳为足少阳、太阳二脉之会所，位于髀枢处，以局部治疗作用为主，可用于下肢瘫痪、胫痛不可屈伸、麻痹不仁；髀关属于足阳明胃经，可舒筋活络，强壮腰膝；足三里为足阳明经合穴，有强壮作用，"治痿独取阳明"；丰隆为足阳明胃经之络穴，别走于足太阴脾经，故可脾胃同治，又足阳明经为多气多血之经，故有疏通本经之气血阻滞的作用；悬钟为足少阳胆经，八会穴之髓会；阳陵泉是筋之会穴，为筋气聚会之外，是治疗筋病的要穴，特别是下肢筋病，有舒筋和壮筋的作用；三阴交为足三阴经（肝、脾、肾）的交会穴，可调补肝、脾、肾三经气血。以上诸穴合用以达到疏通经络、濡养筋骨之功。符文彬教授重视补阳，他认为"人靠元气而生，元气本于阳"，因此阳虚是很多疑难病的本质。《素问·生气通天论》云："阳气者，精则养神，柔则养筋。"阳气可鼓动十二经脉气血循环不休，在人体的生命活动中具有主导的地位，其固卫体表，濡养宗筋，维持脏腑功能。督脉为诸阳之海，统摄全身阳气，故灸督脉（大椎至腰阳关）。心俞刺络放血，通过调心治疗气血异常及经脉病变所引起的肢体疼痛。配合耳穴颈、胸、交感，体现了符文彬教授"一针二灸三巩固"的学术观点。中药用参苓白术散加肉苁蓉，参苓白术散用于脾胃虚弱，组成中党参补气，健脾养胃；白术、茯苓燥湿健脾；山药、薏苡仁、扁豆健脾化湿；砂仁芳香化湿，和胃降逆；桔梗宣肺养肺；甘草调和诸药。诸药合用，共奏健脾益气、渗湿止泻之效，患者大便难解，加用肉苁蓉以润肠道。

本病治疗主要是改善肢体功能，按病症结合和辨病与辨证结合，针灸整合治疗。首先应明确病因、结合神经定位，按辨病与辨证结合原则预防，平时加强灸引气归元、神阙、内关、阳陵、足三里、公孙等，并适度进行功能锻炼。针灸治疗痿病具有一定疗效，但病因不同疗效各异，病程长、病情重者疗效差。

（赵瑾）

第十六节　脊髓损伤

病例

患者张某，女性，58岁，于2022年8月8日初诊。

病史摘要　患者因"摔倒后腰部及双下肢乏力1月"入院。刻下症见：神清，精神可，腰部乏力，双下肢麻木乏力，无法坐立，偶有右手震颤，无心慌胸闷，无头晕头痛，纳可，睡眠欠佳，留置尿管状态，大便干结难解，2天排解1次（需使用开塞露）。查体：血压135/76mmHg，神志清晰，气平，发育正常，营养良好，体形中等，精神可，正常面容，平车入院，被动体位，对答切题，查体合作；腰背正中可见长约8 cm手术瘢痕，愈合良好，无渗液；双足下垂，双上肢肌力4级，双下肢近端肌力3-级，远端肌力0级，双上肢肌张力稍增高，双下肢腱反射消失，双上肢腱反射存在，双下肢浅感觉减退，双侧巴宾斯基征阴性；舌淡暗，苔薄白，脉涩。辅助检查：骨盆、胸椎、腰椎数字X线摄影（2022年7月14日，海南省人民医院）示：①骨质疏松，②胸12椎体压缩性改变，③胸椎、腰椎退行性变。腰椎MRI示：①胸12椎体压缩性骨折，周围软组织肿胀；②腰3～骶1椎间盘膨出并突出，伴椎管狭窄；③腰3/4、腰5/骶1椎间盘炎、终板炎；④腰椎多发施莫尔结节；⑤腰背部肌筋膜炎；⑥腰椎小关节周围炎症。颈椎MRI示：①颈3/4～颈6/7椎间盘突出，伴相应层面椎管狭窄，颈4/5椎体不稳；②颈4/5/6椎体相对缘终板炎。胸腰椎MRI（2022年8月20日，海南省中医院）示：①胸11～腰1椎体内固定术后，相应层面脊髓异常信号，考虑损伤，椎管狭窄；②胸10～腰1水平、腰背部皮下软组织渗出性病变；③腰3/4、腰4/5及腰5/骶1椎间盘膨出；④腰3椎体压缩性改变并下缘施莫尔结节；⑤腰5、骶1椎体相对缘凹陷并异常信号，考虑终板炎并施莫尔结节；⑥胸、腰椎退行性变（图1-16-1）。

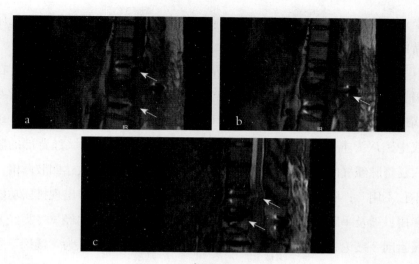

a、b、c：脊髓明显受压。

图1-16-1　患者胸椎腰椎MRI图像

西医诊断　①脊髓损伤（胸12平面，ASIA分级C）；②不完全截瘫；③行走困难；④皮肤感觉减退。

中医诊断　痿病（气虚血瘀证）。

治则　益气活血，化瘀通络。

🖐 **处方**

体针：百会、胸9～腰4夹脊穴、内关、关元、气海、水分、足三里、三阴交、悬钟、申脉透照海。

埋耳针：心、胆（双耳交替）。

大灸：督脉（风府至腰阳关）、任脉。

中药：补中益气汤。黄芪30g，白术15g，陈皮10g，升麻5g，柴胡10g，党参15g，当归15g，炙甘草10g，生姜10g，大枣10g，5剂，水煎服，每天1剂。

治疗经过　患者取俯位及卧位针刺上述体针穴位，留针20分钟，每天1次。双耳交替埋耳针，1周治疗2～3次。大灸取8cm艾条施悬灸，每天2次，每次40分钟，分上下午进行。治疗1个月后，患者能端坐1小时，在支具辅助下可行走50 m，拔出尿管后可自行排尿，且无尿潴留情况。

按语 脊髓损伤是指由于外界直接或间接因素导致脊髓损伤，在损害的相应节段出现各种运动、感觉和括约肌功能障碍，肌张力异常及病理反射等的相应改变。在中医学中属于"痿病""体惰"等范畴，现代中医认为本病的病机为督脉受损。脏腑通过足太阳膀胱经背部的腧穴受督脉经气的支配，督脉损伤则引起经脉阻滞不通导致"四肢懈惰，不仁不用"；随之出现脏腑功能失调，涉及足太阳膀胱经出现排尿功能障碍；涉及手阳明大肠经出现大便功能失常。在《黄帝内经》《类经》《素问·痿论》《景岳全书》等著名医书内，众医家均认为"痿病"主要是由于外来损伤或者患者禀受父母之肾气不足，导致患者精气不足、肝肾亏损、后天失养、脾气虚弱而致病。《素问·痿论》曰："五脏使人痿。"故病位在督脉，与肝、脾、肾、膀胱经、大肠经相关。

符文彬教授重视灸法。《灵枢·官能》曰："针所不为，灸之所宜。"唐代孙思邈在《千金要方》中曰："针而不灸，灸而不针，皆非良医也。"《素问·骨空论》曰："督脉生病治督脉，治在骨上。"督脉为阳脉之海；任脉总任一身阴经，调节阴经气血。故大灸督脉及任脉，使任脉、督脉前后相应以通阳调气，填精益髓，益气养血，使骨髓有所充，筋脉肌肉有所养。

本案从经络辨证来看，病位和症状主要表现在督脉及下肢，从腰背部循行至下肢的经脉为足太阳膀胱经，所以与督脉、足太阳经关系密切。治疗穴位的选用上，百会属督脉总督一身之气。夹脊穴位于督脉与足太阳膀胱经之间，与此二经最为相关，从督脉的循行来看，《素问·骨空论》曰："督脉者，起于少腹之下……至少阴，与巨阳中络者合，少阴上股内后廉，贯脊属肾……循肩内，挟脊抵腰中。"《难经》曰："督脉者，起于下极之俞，并于脊里……阳脉之海也。"从以上可以看出，督脉其经脉有与足太阳经同行者及相通者，其络脉深入脊柱的两旁。夹脊穴恰是督脉与足太阳膀胱经经气外延重叠覆盖之处，夹脊穴于此联络沟通二脉，具有调控二脉的枢纽作用，针灸夹脊穴时能起到调节两经的整合作用。符文彬教授认为，治病当先调神，其理论基础是《素问·灵兰秘典论》中的"心者，君主之官也，神明出焉"。《灵枢·邪客》云："心者五脏六腑之大主也……诸邪之在心者，皆在于心之包络……"内关为手厥阴心包经的络穴、八脉交会穴，通阴维脉，一穴贯连三经，具有养心安神，镇静止痛的作用。"治痿独取阳明"语出《素问·痿论》，是痿病的重要治则，故针刺足阳明胃经足三里，补益气血。髓会之悬钟为胆经穴位，取之可疏通局部气血，又能强筋壮骨。任脉总任一身阴经，调节阴经气血，气海为气之海，关元培肾固本，配合水分、关元联用加强补肾益骨，益气养血之功，且可激发膀胱气化功能，改善患者排尿功能。患者有足下垂情况，须长针透刺才能改善，申脉为足太阳膀胱经之交会穴，通于阳跷脉，照海为足少阴肾经之交会穴，通于阴跷脉，跷脉的生理功能主要为"司目之开阖"和"主肢体运动"。故以补法针刺申脉、照海穴，使一阳一阴相配而填精益髓，调和人体之阴阳平衡，既可改善肢体运动，又可改善患者睡眠。

耳穴埋针延长疗效，符文彬教授认为，治病当先调神，心神聚，胆气和，方易去病，故予耳穴心及胆埋针治疗。

（张晓丽）

第十七节 髓内星状细胞瘤切除术后伴双下肢不完全性截瘫

病例

患者吴某，女性，32岁，于2017年7月1日初诊。

病史摘要 患者因"双下肢麻木1年，乏力5个月"入院。入院症见：双下肢麻木乏力，行走不能，无胸背部疼痛，无胸闷不适，尿频、尿急、尿不尽，无尿痛，大便干结。查体：体温36.7℃，心率80次/

min，呼吸20次/min，血压100/63 mmHg；神志清，查体合作，言语清晰流利，双侧瞳孔等大、同圆，对光反射灵敏，眼球运动无异常，伸舌居中；脊柱生理曲度正常，胸椎处可见一长约15 cm竖行手术瘢痕，愈合良好，无渗液；脊柱各椎体棘突间及椎旁无压痛及叩击痛，胸腰椎活动无受限；胸6水平以下感觉减退，以右侧为甚；双上肢肌力、肌张力正常；左下肢肌力3级，右下肢0级；双下肢肌张力减弱；右侧肢体腱反射稍活跃，左上肢腱反射减弱，左下肢腱反射正常；双侧霍夫曼征阴性，右侧巴宾斯基征阳性，左侧巴宾斯基征阴性；舌质淡，边有齿痕，苔白，脉濡。辅助检查：外院术后（2017年6月）病理示"椎管内肿瘤，符合星形细胞瘤，WHO Ⅱ级"。

西医诊断 胸4～胸6髓内星状细胞瘤切除术后伴双下肢不完全性截瘫。

中医诊断 痿病（脾虚痰浊证）。

治则 益气健脾化湿，通利经脉。

☞ **处方**

　　体针：百会、水沟、印堂、承浆。

　　腹针：引气归元。

　　大灸：脾俞、膀胱俞、足三里、丰隆、肾俞。

　　埋针：心俞（双侧交替）。

　　中药：参苓白术散加减。白术15 g，茯苓15 g，甘草5 g，桔梗10 g，莲子10 g，党参10 g，砂仁（后下）10 g，山药15 g，薏苡仁15 g，白扁豆10 g，5剂，水煎服，每天1剂。

治疗经过 患者取卧位针刺上述体针穴位，平补平泻，留针30分钟，1周5次；大灸取8 cm艾条施悬灸，每天2次，每次30分钟，分上下午进行；最后，双侧交替埋皮内针，留针2天，1周埋针4次。治疗1个月后，症状改善，出院后门诊继续巩固治疗。

按语 中医将截瘫归于"痿病"，特别是"筋痿""骨痿"的范畴。截瘫患者病因不同，症状不一，但肢体（下肢多见）功能失用、不能站立行走是共有的主要临床表现。脊髓压迫引起的截瘫，是常见的器质性截瘫之一。

本案患者因椎管内肿瘤压迫胸4～胸6，导致经脉瘀滞，气血不能濡养肢体，故见下肢麻木乏力、感觉减退。符文彬教授认为本病病位在胸椎，脊髓损伤部位为督脉所过之处，督脉为奇经八脉之一，总督一身之阳，为"阳经之海"，具有调节阳经经气作用，与肾、膀胱、任脉等密切相关。选用百会、水沟、承浆可振奋一身阳经之气，阴阳并调，起开窍通闭、醒神作用，通调一身气血，且配合针刺印堂，宁心调神，使五脏六腑皆安，则气定血和。任脉的引气归元四穴可助膀胱温阳化气，改善小便难症状。灸法重在补阳，有温经通络、升举阳气、化痰活血等作用。《素问·痿论》云："阳明者，五脏六腑之海，主润宗筋，宗筋主束骨而利关节也。"足三里、丰隆为胃经合穴、络穴，合治内腑，明代张景岳在《类经》中明确指出："诸经之络惟一，而脾胃之络各二，盖以脾胃为脏腑之本，而十二经皆以受气者也。"说明脾胃乃气血生化之源，各条经脉之气血皆来源于此，故选用丰隆穴联合足三里，可健脾调胃、培补中州，同时配合参苓白术散以补脾胃、益肺气，濡养肌肉。选腰四穴［脾俞（双）和膀胱俞（双）］可温肾壮腰、活血化瘀通络。患者为年轻女性，久病易致情绪抑郁，选心俞埋针，可以调心神以维持整个生命有机调节，维持巩固疗效。

（雷贝贝）

第十八节　神经系统变性疾病

•病例1•

患者符某，男性，52岁，于2019年8月10日初诊。

病史摘要　患者因"四肢肢体乏力渐行性加重5月余"入院。患者于2019年3月无明显诱因出现左侧肢体乏力、疼痛麻木，劳累后加重，下蹲困难，偶有头晕，颈部不适。曾于2019年6月在海南医学院第一附属医院就诊，考虑"颈椎病"，予营养神经治疗，患者症状未见明显好转，而后出院；2019年7月于海南省中医院住院，诊断为"脊髓型颈椎病"，经治疗患者症状缓解出院。刻下症见：四肢肢体乏力，左侧肢体明显，左上肢肘外侧放射性疼痛，伴手指麻木乏力，精神可，食欲可，睡眠可，小便正常，大便溏，每天1～2次，无畏寒发热，近期体重无明显变化。查体：左侧三角肌、左手骨间肌、左侧大小鱼际肌萎缩，左侧颈部斜方肌萎缩，左侧锁骨下窝处肌肉萎缩，双侧冈上肌肌肉萎缩，脊柱正常，左侧上肢近端肌力5-级、远端肌力4-级，左侧下肢肌力5-级，右侧上肢肢体近端肌力5-级、远端肌力4+级，右下肢肢体肌力5-级，四肢肌张力正常，左侧感觉减退，双下肢无水肿；四肢腱反射减低，生理反射存在，右侧巴宾斯基征可疑阳性，余病理反射未引出；舌淡红，苔薄白，脉细。辅助检查：神经肌电图/诱发电位（2019年8月7日，海南省人民医院）示，①双上肢所查肌肉呈慢性神经源性损害肌电图表现，主要累及双侧颈5～胸1节段支配肌，左侧明显，②双上肢所查周围神经传导速度及感觉电位波幅正常范围，左尺神经及桡神经复合动作电位波幅明显降低。颈椎MRI（2019年6月21日，海南医学院第一附属医院）示颈椎退行性变、颈3/4、颈4/5、颈5/6、颈6/7椎间盘突出，相应层面椎管狭窄。胸部X线片示心、肺、膈未见明显异常。颈部血管彩超示双侧颈总动脉、颈内动脉、颈外动脉、椎动脉未见异常。腹部彩超示右肝、脾脏、胰腺未见异常。心脏彩超示右房增大，左室舒张功能减退，左室收缩功能测值正常，三尖瓣轻度反流。胸椎+腰椎MRI（2019年8月16日）示：①胸椎退行性变；②颈7椎体上缘施莫尔结节形成；③考虑腰4/5终板炎；④腰3/4、腰4/5椎间盘膨出；⑤腰5/骶1椎间盘膨出；⑥腰椎退行性变。神经肌电图/诱发电位示：①双下肢所查肌肉呈慢性神经源性损害肌电图表现，主要累及双侧腰4～骶1神经根支配肌，左胸锁乳突肌运动单位电位宽大，多相波略多，右侧胸9脊旁肌及舌肌未见明显异常；②双下肢所查周围神经传导速度正常范围，复合动作电位波幅低，感觉电位波幅减低。MRI检查报告（2019年8月22日）示：①双侧放射冠区散在少许腔隙性缺血灶；②大枕大池。

西医诊断 ①神经系统变性疾病——运动神经元病？②脊髓型颈椎病。

中医诊断 痿病（脾胃亏虚证）。

治则 健脾益气，温阳补肾。

处方

腹针：中脘、气海、关元、天枢（双）。

精灸：滑肉门（双）、足三里（双）、悬钟（双）、太溪（双）、阴陵泉（双）、手三里（双）。

雷火灸：大椎、颈百劳、风府。

大灸：督脉（风府至腰阳关）。

中药：黄芪桂枝五物汤加减。黄芪15 g，桂枝10 g，生姜10 g，白芍10 g，大枣10 g，淫羊藿15 g，狗脊30 g，5剂，水煎服，每天1剂。

治疗经过 治疗以少针多灸，以脾经、肾经、手足阳明经、任脉、督脉为主。以上方为主治疗，每天针刺1次，留针20分钟；精灸每穴艾炷2壮；雷火灸大椎、颈百劳、风府，每次30分钟；大灸取8 cm艾条施悬灸督脉，每天1次，每次15~20分钟，灸至皮肤色红为度。治疗2周后，四肢肢体乏力较前缓解，左上肢肘外侧放射疼痛减轻。

按语 患者四肢肢体乏力，左侧肢体明显，左上肢肘外侧放射疼痛，伴手指麻木乏力，结合神经系统查体，考虑神经系统变性疾病，其中运动神经元病可能性大。运动神经元病是一组原因不明的，选择性侵犯运动系统或部分运动系统的进行性变性病。病变范围包括上、下运动神经元及其间的传导束，临床上表现为肌无力、肌萎缩及锥体束征的不同组合。故该患者考虑运动神经元病可能性大。

本病属于"痿病"范畴，符文彬教授认为患者主要症状在肌肉，肝、脾、肾亏损为病之本，又以风、痰、瘀等病理因素为标实，故本病除了应注重脏腑辨证，还需注意经络辨证尤其是奇经八脉。因奇经八脉是经脉之海，十二正经不足时，可引八脉经水补其不足，恢复正常的气血运行，故应重视奇经八脉的应用。《素问·经脉别论》云"食气入胃，浊气归心，淫精于脉……经气归于肺……行气于腑……留于四脏"；又云"饮入于胃……上输于脾，脾气散精，上归于肺……下输膀胱。水精四布，五脏并行"。因此，脾胃受损则运化水谷精微、敷布精气津液无力，余脏难以各取所需而出现生理功能上的紊乱，腹部针刺中脘、气海、关元、天枢（双），以健脾益气，充后天之本。本案重用灸法，采用精灸、雷火灸、大灸。符文彬教授重视补阳，其认为：人靠元气而生，元气本于阳，因此阳虚是很多疑难病的本质。《素问·生气通天论》云："阳气者，精则养神，柔则养筋。"阳气可鼓动十二经脉气血循环不休，在人体的生命活动中具有主导的地位，其固卫体表，濡养宗筋，维持脏腑功能。符文彬教授独创的精灸具有灸时短、灸数少、灸力足、疗效稳定的特点。精灸滑肉门（双）、足三里（双）、悬钟（双）、太溪（双）、阴陵泉（双）、手三里（双）等穴健脾益肾，以充先天、后天之本。雷火灸大椎、颈百劳、风府及大艾条重灸督脉以通阳调气，填精益髓，大补阳气，使脑有所充，神有所养，从而纠正患者阳虚本质。中药以黄芪桂枝五物汤+温肾药物淫羊藿、狗脊等引经药，以达到温经通络、健脾益肾的功效。

（赵瑾）

·病例2·

患者王某，男性，77岁，于2018年12月4日初诊。

病史摘要　患者因"四肢乏力10年余，加重1个月"入院。刻下症见：患者精神尚可，四肢乏力，右下肢肌肉跳动不明显，尿频、尿急，无尿痛，夜尿多，偶有头晕，无头痛，无视物旋转，无视物黑蒙，未解大便，饮食一般，睡眠可，舌质暗，苔白，脉弦。查体：血压167/95 mmHg，呼吸20次/min，心率78次/min，体温36.4℃；心、肺、腹部查体未见明显异常；左侧胸大肌、斜方肌、背阔肌萎缩，左手小鱼际肌萎缩，右下肢肌肉萎缩；脊柱正常；腰部有20 cm手术瘢痕，腰部活动受限；双上肢近端肌力4级，远端肌力5级，手指肌力3级，右下肢肌力4级，左下肢肌力4+级；双下肢肌肉跳动，双下肢直腿抬高试验阴性，加强试验阳性，双足背伸肌肌力3级，双拇趾背伸肌肌力3级，右下肢轻瘫试验阳性，双下肢无水肿；生理反射存在，右侧巴宾斯基征阳性，左侧肢体腱反射活跃，余病理征未引出。辅助检查：头颅+颈腰椎CT（2018年12月，海南省中医院）示，①双侧基底节区、放射冠区腔隙性脑梗死，②脑白质变性，脑萎缩，③颈2/3、颈3/4、颈4/5、颈5/6、颈6/7椎间盘突出，颈2～颈7段椎管狭窄，④齿状韧带明显增厚、钙化，局部颈1～颈2平面椎管明显狭窄，建议行MR检查，⑤颈椎退行性骨关节病，⑥腰3/4、腰4/5椎间盘膨出，部分层面显示不清，建议行CT三维检查，⑦腰4椎体节段性不稳，⑧腰椎退行性骨关节病。

西医诊断 运动神经元病。

中医诊断 痿病（肝肾阴虚）。

治则 滋补肝肾，醒脑调神，补益脑髓。

处方

运动针刺：百会、水沟、风池、完骨、足三里、阳陵泉、太溪、夹脊穴。

大灸：督脉。

埋耳针：心、胆、肝（双耳交替）。

中药：地黄饮子加减。熟地黄15 g，巴戟天10 g，山茱萸15 g，石斛10 g，肉苁蓉15 g，熟附片（先煎）10 g，五味子5 g，肉桂10 g，茯苓15 g，麦冬10 g，石菖蒲15 g，远志10 g，生姜10 g，大枣10 g，5剂，水煎服，每天1剂。

治疗经过 患者取坐位运动针刺上述穴位，留针10分钟。大灸取8 cm艾条施悬灸督脉，每天2次，每次40分钟，分上下午进行。最后双耳交替埋耳针，留针2天。以上方为主治疗，1周3次。治疗2个月后，患者病情稳定，肢体乏力症状有改善。

按语 从中医学角度看，本病以其临床表现当属"痿病"范畴，中医观点认为病变部位在筋脉、肌肉，与五脏关系密切。病因病机为各种原因所致的气血津液输布失司，筋肉四肢失养致痿弱不能用，多属虚证。古代医家多从"治痿独取阳明"调理脾胃，"泻南补北"补益肝肾论治。本案患者工作劳累，耗伤气血，阴血亏虚，筋脉失养，故致痿。病久必然累及下焦肝肾，肝肾乃人体藏血藏精之脏，精血充盈方能筋骨强健，精血亏虚则筋骨无以濡养，发为痿病。

运动神经元病是一种病因未明，选择性侵犯脊髓前角细胞、脑干后组运动神经元、皮质锥体细胞及锥体束的慢性进行性神经变性疾病。临床特征为上、下运动神经元受损的症状和体征并存，出现肌无力、肌萎缩、肌束震颤、言语不清、吞咽障碍、呼吸困难等，患者最终因呼吸肌麻痹或并发呼吸道感染而死亡。

本案遵循了符文彬教授"一针二灸三巩固"的整合针灸治疗模式。符文彬教授认为本病虽与脾、胃、肝、肾有关，但其病位在脑与脊髓，与脑神失司关系密切，故当以滋补肝肾、醒脑调神、补益脑髓为主要治疗原则。运动针刺取穴百会、水沟，可通调督脉，督脉入于脑，和脑、脊髓联系密切，针之可醒脑安神。风池、完骨为近脑的腧穴，又同属足少阳胆经，可率十一经气血上升濡养脑髓，《黄帝内经》载："阳明为脏腑之海，阳明虚，则五脏无所禀，不能行气血，濡筋骨，利关节，故肢体中随其不得受水谷气处而成痿。"所谓"治痿独取阳明"，故取阳明经足三里。脾胃为后天之本，肾为先天之本，故又取肾经太溪穴，两者相互资生，相互促进。肝藏血，肾藏精，皆由脾胃水谷所化精微气血充养。肝主筋，阳陵泉为筋会，针之可调整诸筋。夹脊穴内夹督脉，外贯膀胱经，是督脉与足太阳膀胱经经气外延重叠覆盖之处，夹脊穴于此联络沟通二脉，具有调控二脉的枢纽作用，针刺能直接刺激脊神经根，促进脑脊液循环，加快神经功能恢复。

符文彬教授重视补阳，重用灸法。《素问·生气通天论》云："阳气者，精则养神，柔则养筋。"督脉为"阳脉之海"，总督一身之阳，且上行至风府，大灸督脉，可通阳调气，填精益髓，使骨髓有所充，筋脉肌肉有所养。

耳穴埋针延长疗效，古有"气血冲和，万病不生，一有怫郁，诸病生焉"之说，故调摄情志对疾病的恢复至关重要。予耳穴"心、肝、胆"埋针，心主血脉，肝藏血，肝主筋，血充则筋脉得以濡养。"心主神明"配合"胆主决断"两者沟通经络、安神定志。

（张晓丽）

第十九节　重症肌无力

· 病例 ·

患者郑某，男性，24岁，于2022年9月24日初诊。

病史摘要　患者因"反复双下肢乏力7月余，胸闷6月余"入院。刻下症见：患者神志清晰，精神可，双下肢乏力，咳嗽、咳痰，色白质黏稠，量多，无明显胸闷、气促，气管切开状态，留置胃管固定在位，睡眠一般，二便正常，舌淡，苔薄，脉细弱。查体：血压116/72 mmHg；神志清晰，不能言语，查体部分配合，双侧瞳孔等大、同圆，直径约3 mm，对光反射灵敏，眼球向各方向运动充分，额纹对称，无鼻唇沟变浅，双侧软腭上抬有力，咽反射迟钝，伸舌居中，颈无抵抗，四肢肌肉萎缩，无肌束颤动；四肢肌张力正常，双上肢肌力5级，双下肢肌力3级；四肢腱反射正常；双下肢巴宾斯基征、查多克征阴性，脑膜刺激征阴性。辅助检查：胸部CT（2022年9月，海南省中医院）示，①双肺多发炎症，以双肺下叶更为显著，建议结合临床治疗后复查；②心脏增大，心包少量积液；③心室腔密度减低，贫血？低白蛋白血症？建议结合临床相关检查；④双侧胸腔少量积液；⑤胸腺区改变；⑥胸骨固定术后改变。胸部CT（2022年10月13日，海南省中医院）示：①双肺下叶炎症，较前明显吸收，余肺内炎症已吸收，建议结合临床治疗后复查；②双肺密度减低，过度吸气？肺气肿？请结合临床；③心脏增大，心包少量积液已吸收；④心室腔密度减低，贫血？低白蛋白血症？建议结合临床相关检查；⑤双侧胸腔少量积液已吸收；⑥胸腺瘤术后改变，胸腺区软组织影，与前相似；⑦胸骨术后改变（图1-19-1）。

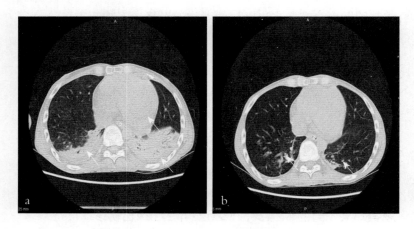

a：可见双肺炎症，心影增大。b：炎症较前吸收。

图1-19-1　患者胸部CT图像

西医诊断　重症肌无力。

中医诊断　痿病（脾胃亏虚证）。

治则　补脾益气，健运升清。

处方

　　体针：上星、素髎、孔最、足三里。

　　点灸：督脉/膀胱经（两者交替）、任脉、十二经原穴。

　　中药：补中益气汤加减。黄芪50 g，白术15 g，陈皮10 g，升麻5 g，柴胡15 g，党参15 g，甘草5 g，当归15 g，浙贝母15 g，竹茹10 g，5剂，水煎服，每天1剂。

　　治疗经过　患者取卧位针上星、素髎、孔最、足三里，留针30分钟，每天1次，1周治疗5次，休息2天。点灸督脉（大椎—腰阳关）/膀胱经（风门—大肠俞、附分—志室）（两者交替）、任脉（膻中—中极）、十二经原穴，1周治疗5次，休息2天。

按语 重症肌无力是一种表现为神经肌肉传递障碍的获得性自身免疫性疾病，表现为眼睑下垂、咀嚼无力、复视、全身无力、面肌无力、吞咽困难、呼吸困难等症状。目前研究认为，重症肌无力是由一种自身抗体介导、细胞免疫依赖、补体参与、累及神经肌肉接头的自身免疫性疾病，目前临床治疗方法主要有使用胆碱酯酶抑制剂、皮质类固醇、免疫抑制剂和胸腺切除术，以及对症处理等。

中医没有重症肌无力的病名，但在《黄帝内经》及历代医家的著述中，有类似本病症状、体征的相关记载甚多。如隋代巢元方《诸病源候论·睢目候》中云："其皮缓纵，垂覆于目，则不能开，世呼为睢目，亦名侵风。"又如《素问·痿论》曰："五脏使人痿，何也……肺热叶焦，则皮毛虚弱急薄，着则生痿躄……枢折挈，胫纵，而不任地也。""阳明虚则宗筋纵，带脉不引，故足痿不用也。"《素问·生气通天论》又说："湿热不攘，大筋软短，小筋弛长，软短为拘，弛长为痿。"又如近代名医张锡纯在《医学衷中参西录·治大气下陷方》中说："胸中大气下陷，气短不足以息；或努力呼吸，有似乎喘；或气息将停，危在顷刻……盖胸中之大气，即上焦阳气。此气一虚，呼吸即觉不利，而肢体酸懒，精神昏愦，脑力心思，为之顿减。若其气虚而且陷，或下陷过甚者，其人即呼吸停顿，昏然罔觉。"此述与重症肌无力危急症相似，为呼吸麻痹所致。上述诸书，述及四肢痿弱无力，颈软头倾，吞咽困难，语言无力，构音不清，相似于重症肌无力之全身型。

根据重症肌无力的主要症状、体征，可属于中医"痿病""睑废""喑痱""大气陷下""虚损"等病范畴。本病的病因为禀赋薄弱，先天不足；或脾胃虚弱，后天失养；或气机郁滞，肝失条达；或肾精亏耗，筋脉失荣所致。病位在肝、脾、肾及筋脉，与督脉、任脉、肾经、膀胱经等相关。

符文彬教授重视补阳，重用灸法。《素问·生气通天论》云："阳气者，精则养神，柔则养筋。"中医认为阳气即人体功能活动的本身，又是维持这些功能活动的动力，即对机体生长、发育、脏腑及组织器官功能活动等具有温煦、固摄、推动、生化等作用。符文彬教授认为艾火虽微，却犹如苍天之道，日月造化之理，非其他药石所能及，并提倡"灸宜百病""难病必灸""大病需灸"，因此疑难病需多用灸法。

灸法重在补阳，有温经通络、升举阳气、化痰活血等作用。本案点灸督脉/膀胱经（两者交替）、任脉、十二经原穴前后相应治疗，使温热之气由肌表透达经络，又因经络和脏腑相互联系、络属之关系，致使通达五脏六腑十二经络，循环全身，从而纠正该患者阳虚本质。

本案针刺取穴上星、素髎、孔最、足三里以清泻肺热、健脾胃、补中气、调气血。上星、素髎均为督脉气所发，髎，空穴也，本穴位于鼻柱端之空穴处，因肺开窍于鼻，其色白，素即白色，故名素髎。因此，素髎可调节肺的通气功能。针刺上星、素髎可达调通督脉振奋一身阳气、宣达肺气、泻热开窍之功；孔最为肺之气血深聚之处，且为肺经之郄穴，走而不守，故能清泻肺热、凉血止血、润肺止咳；足三里为足阳明胃经之合穴，为人身四要穴之一，《通玄指要赋》有"冷痹肾败，取足阳明之土"之验，且又为"冲脉血海"下输经气所过，故本穴有健脾胃，补中气，调气血，通经络，调冲、任之功。

（林如意）

第二十节　急、慢性炎症性脱髓鞘性多发性神经病

·病例1·

患者麦某，男性，72岁，于2019年5月3日初诊。

病史摘要　患者因"四肢渐行性乏力2年"入院。入院症见：精

神可，四肢乏力，行走不能，需借助助行器缓慢行走，右侧肢体麻木，双手关节疼痛，双膝关节疼痛，右下肢疼痛，纳眠一般，小便短频，大便难解，2～3天排解1次，近期体重无明显改变。查体：血压143/75 mmHg，神志清晰，体形偏瘦，被动体位，四肢肌肉萎缩，无肌肉震颤；右手掌指关节、指间关节肿大变形，压痛；左手掌指关节、指间关节未见明显肿大变形，有压痛；右上肢近端肌力5-级，远端肌力3级；左上肢肌力5-级；右下肢近端肌力3-级，远端肌力4级；左下肢近端肌力3级，远端肌力4级；双上肢肌张力稍增高，双下肢肌张力正常；双肱三头肌肌腱反射正常，双肱二头肌肌腱反射、桡反射消失；右膝反射、跟腱反射消失；左膝反射正常，跟腱反射消失；腹壁反射、提睾反射正常；双侧踝阵挛阴性；浅感觉未见异常；双下肢轻度水肿；舌淡红，苔薄白，脉细。辅助检查：头颅、颈椎、腰椎MRI（2018年7月）示，①双侧额顶叶缺血灶，脑萎缩，②DWI未见明显弥散受限病灶。颅脑MRA提示：①颅内大动脉未见异常；②鼻旁窦炎症；③颈椎退行性变；④颈3/4、颈4/5、颈5/6椎间盘突出，伴椎管狭窄；⑤颈5/6平面脊髓梗死、软化灶；⑥腰椎退行性变；⑦腰3/4、腰4/5、腰5/骶1椎间盘突出；⑧腰3/4、腰4/5平面椎管狭窄。肌电图（2019年5月）示：①所查四肢周围神经远端感觉部分受累；②所查双下肢肌运动单位电位多相波略多，略宽大。脑脊液常规示比重1.015，潘迪试验（＋）。脑脊液生化：腺苷脱氨酶3.6 U/L，乳酸脱氢酶25 U/L，脑脊液蛋白773 mg/L，氯化物117 mmol/L。

西医诊断　①慢性炎症性脱髓鞘性多发性神经病；②颈椎脊髓梗死。

中医诊断　痿病（脾肾亏虚证）。

治则　补肾健脾通阳。

处方

　　体针：百会、后溪、外关。

　　大灸：督脉（风府至腰阳关）、任脉、足三里及肩、肘、膝、踝关节。

治疗经过 针刺平补平泻，留针30分钟，每天1次。大灸取8cm艾条施悬灸，每天2次，每次40分钟，分上下午进行。治疗1.5个月后，患者乏力及疼痛好转，查体右手掌指关节、指间关节肿大变形，无明显压痛；左手掌指关节、指间关节未见明显肿大变形，无明显压痛；右上肢近端肌力5-级，远端肌力4级；左上肢肌力5-级；右下肢近端肌力3+级，远端肌力4级；左下肢近端肌力3+级，远端肌力4级。

按语 慢性炎症性脱髓鞘性多发性神经病是以周围神经和神经根的脱髓鞘病变及小血管炎性细胞浸润为病理特点的自身免疫性周围神经病，临床表现为对称性弛缓性肢体瘫。中医学中属于"痿病"范畴。痿病是指筋骨痿软，肌肉瘦削，皮肤麻木，手足不用的一类疾患。临床上以两足痿软、不能随意运动者较多见，故有"痿躄"之称。现代医学的多发性神经炎、脊髓空洞症、肌萎缩、肌无力、侧索硬化、运动神经元病、周期性瘫痪、肌营养不良症、癔症性瘫痪和表现为软瘫的中枢神经系统感染后遗症等，均属于"痿病"的范围。本案患者病变以督脉为主，脊髓受压，肾主骨生髓，脾主肌肉，本病从督脉、脾经论治。故中医以补肾健脾通阳为主，治疗上针刺穴取百会、后溪、外关；百会属督脉，又称"三阳五会"。《采艾编》云"三阳五会，五之为言百也"，意为百脉相通。故予针刺百会通督脉，予针刺八脉交会穴后溪、外关通经活络治疗。《医宗金鉴》中督脉后溪穴主治歌："手足拘挛战掉眩，中风不语并癫痫，头疼眼肿涟涟泪，背腰腿膝痛绵绵，项强伤寒病不解……盗汗后溪穴先砭。"阳维外关穴主治歌："肢节肿疼与膝冷，四肢不遂合头风，背胯内外筋骨痛……惟有外关针极灵。" 符文彬教授重灸，如《灸法秘传》曰："肺热叶焦发为痿，痿者，足软而不能步也。其症有五，不可不明。盖痿属肺，脉痿属心，筋痿属肝，肉痿属脾，骨痿属肾也。总当先灸足三里。灸法得宜，较汤散为胜也。"故予大灸足三里，督脉温阳，任督脉同调及灸各大关节共达通阳调气、填精益髓、通络止痛作用。

（林立卿）

患者欧某，男性，65岁，于2022年6月15日初诊。

病史摘要 患者因"四肢麻木乏力半年余，排尿困难23天"入院。刻下症见：四肢麻木乏力，不能行走，偶有腰部疼痛，活动受限，背部抽痛，无头痛头晕，无恶心呕吐，无咳嗽咳痰，无胸闷心慌，纳寐可，大便正常，小便失禁。查体：神志清晰，气平，体形偏胖，自主体位，对答切题，查体合作；头颅无畸形；眼睑正常，眼球正常，眼球活动自如，结膜正常；无巩膜黄染，双瞳孔等圆、等大，双眼瞳孔对光反射灵敏；左颈部可见一长约15 cm陈旧手术瘢痕，颈软，无抵抗，颈静脉无怒张，颈动脉搏动正常，气管居中，双侧甲状腺部位无肿大；胸廓对称，外形正常，无胸骨压痛；腰部活动受限，腰部肌肉僵硬，腰椎旁肌肉压痛（＋），双侧直腿抬高试验60°，双侧"4"字试验弱阳性；双上肢近端肌力5级，远端肌力5-级；左侧下肢肌力4-级，右侧下肢肌力3+级；四肢肌张力正常；四肢腱反射减弱，四肢浅感觉正常，双下肢深感觉减退；生理反射存在，病理反射未引出；舌暗，苔薄白，脉细。辅助检查：腰椎MRI（2022年5月23日，海口市人民医院）示，①腰4/5椎间盘突出，②腰4椎体前滑脱（Ⅰ度），③腰椎退行性变，④腰部浅筋膜炎，较前减少。胸部+腰椎CT示：①腰椎退行性变；②胸7椎体轻度楔形样改变；③前纵隔小结节，考虑小淋巴结，必要时复查。肌电诱发电位报告示：①双腓肠神经、双腓浅神经受损；②双胫神经H反射潜伏期延长（注意腰骶情况）；③双下肢交感反应异常。脑脊液常规检查（2022年6月16日，海南省中医院）示：白细胞计数$1×10^6$/L，比重1.020，潘迪试验阴性。脑脊液生化检测（2022年6月16日）示：乳酸脱氢酶25.00 U/L、氯化物118.20 mmol/L。

西医诊断 慢性炎症性脱髓鞘性多发性神经病。

中医诊断 痿病（脾胃虚证）。

治则 补益脾胃，行气活血。

处方

体针：手三里、足三里、照海、百会、印堂、水沟、承浆。

腹针：天枢、气海、关元。

重灸：督脉（风府至腰阳关）/膀胱经。

埋耳针：脾、肾、脊柱（双耳交替）。

中药：黄芪桂枝五物汤+麻黄附子细辛汤。黄芪15 g，桂枝10 g，当归10 g，生地黄10 g，白芍15 g，川芎10 g，大枣10 g，麻黄10 g，细辛5 g，附子（先煎）10 g，生姜10 g，5剂，水煎服，每天1剂。

治疗经过　患者取仰卧位针刺上述穴位，留针30分钟，平补平泻。重灸，取8 cm艾条施悬灸每天2次，每次40分钟，分上下午进行。最后双耳交替埋耳针，1周治疗2～3次。治疗2个月后，患者双下肢肌力症状改善，麻木感减轻。

按语　慢性炎症性脱髓鞘性多发性神经病，是一种发生于周围神经，累及运动神经、感觉神经的自身免疫性疾病，表现为对称性的弛缓性四肢瘫痪，伴有周围神经的感觉障碍，腱反射减退，病程缓慢进展，进展过程超过2个月的考虑为慢性炎症性脱髓鞘性多发性神经病。根据其发病特点，在中医学中属于"痿病"范畴，如《圣济总录》云："盖由真气虚弱，为风湿侵袭，久不差，入于经络，搏于阳经，致机关纵缓，不能维持，故全身体手足不遂也。"陈无择云："痿因内脏不足所致，诚得之矣。"《素问·阴阳别论》中提到："三阴三阳发病，为偏枯痿易，四肢不举。"有此病理基础，而复随情妄用形体，房劳过度，或喜怒不节，七情内伤，或饮食失宜，内伤脾胃，或起居失调，外感六淫邪气等均能致痿。痿病的基本病机为气血津液输布不畅，筋肉四肢失养而痿弱不能用。病位在筋脉、肌肉，与脾、胃、肾、督脉、膀胱关系最为密切。

《黄帝内经》曰："治痿独取阳明……阳明者，五脏六腑之海，主润宗筋。"结合患者主要症状以腰以下为主，符文彬教授认为其治疗应重视补益脾肾，针刺督脉百会、水沟，以及任脉承浆穴，可通调一身阴阳之气血，且配合针刺印堂，可宁心调神，使五脏六腑皆安，则气定血和；针刺气海、关元、天枢，寓"以后天养先天"之意，可理中焦、调升降、补脾肾；照海可补肾阴，加上督脉、膀胱经及手、足三里乃从脾肾入手，使气血化生有源，以濡养四末；最后，耳针脾、肾、脊柱调理脏腑功能，维持且巩固疗效。中药用黄芪益气补卫，配合桂枝通脉温阳，桂、芍相伍，共调营卫，"素体营卫不足，外受风邪之血痹"者尤为适宜；生姜辛温，疏散风邪，以助桂枝之力；大枣甘温，养血益气，以资黄芪、白芍之功；麻黄与附子强温经助阳之力，辅佐细辛外解太阳之表，诸药联用共奏助阳通脉之效。

（潘佳慧）

• 病例3 •

患者唐某，男性，39岁，于2020年10月30日初诊。

病史摘要 患者因"四肢活动不利3月余"入院。入院症见：四肢疲软乏力，不能随意活动，肌肉萎缩明显，时觉双下肢、双足底麻木疼痛，无明显咳嗽、咳痰，纳可，睡眠差，便溏，小便尚可。查体：脊柱正常，四肢肌肉萎缩明显，双上肢肌力2级，双下肢肌力2-级，四肢肌张力减弱，生理反射存在，病理反射未引出；舌质淡暗。辅助检查：颈椎+胸椎+腰椎MRI检查（2020年7月）示，①颈椎退行性变，②颈6椎体节段性不稳，③颈4/5、颈5/6、颈6/7椎间盘轻度突出，颈髓相应层面略显肿胀，颈6/7层面颈髓可见点状T2高信号，建议增强检查，④胸5～胸8段髓腔内异常信号灶，建议MRI增强扫描，⑤腰椎退行性变，⑥腰4/5椎间盘轻度膨出（图1-20-1）。腰穿（2020年7月1日）示：脑脊液压力300 mmHg；脑脊液常规示白细胞计数$12×10^6$/L，红细胞计数$8×10^{12}$/L。脑脊液生化示葡萄糖6.53 mmol/L，乳酸脱氢酶27 U/L。腰穿（2020年7月4日）示：脑脊液压力285 mmHg；脑脊液常规未见异常；脑脊液生化示葡萄糖7.8 mmol/L，腺苷脱氨酶1.1 U/L。

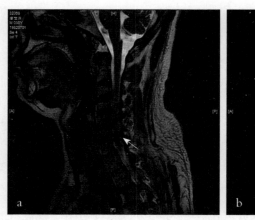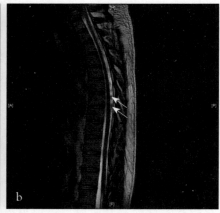

a：可见颈6/7层面颈髓可见异常信号。b：可见胸段脊髓异常信号。

图1-20-1　患者颈椎、胸椎MRI图像

西医诊断　急性炎症性脱髓鞘性多发性神经病

中医诊断　痿病（脾胃亏虚证）。

治则　补脾益气，健运升清。

处方

大接经：脾俞、胃俞、肝俞、肾俞、原穴接经（依次为太渊—合谷—冲阳—太白—神门—腕骨—京骨—太溪—阳池—丘墟—太冲）。

体针：肩髃、臂臑、曲池、手三里、外关、髀关、伏兔、足三里、阳陵泉、三阴交。

腹针：引气归元。

大灸：督脉、膀胱经、膻中、中脘、气海、关元。

埋耳针：心、肾、脾、颈、腰（双耳交替）。

治疗经过　以上方为主治疗，住院2周，每天针刺1次，留针30分钟，大接经针刺得气后不留针，大灸取8 cm艾条于穴位施悬灸，每次30分钟，再配合埋耳针，留针1～2天，治疗7天休息2天，住院治疗2周后，患者四肢活动不利较前改善。

按语 急性炎症性脱髓鞘性多发性神经病又叫吉兰-巴雷综合征，表现为对称性的、弛缓性的四肢瘫痪，可以是从四肢的远端进展到近端，也可以从近端发展到远端。做肌电图检查可以发现周围神经有髓鞘的脱失或者是轴索的变性。该病为周围神经的自身免疫性疾病，一般病前多半有前驱感染的病史，在发病前1～2个月可能会有上呼吸道或者是消化道感染的病史。病后1周左右做腰穿可以发现脑脊液呈蛋白细胞分离现象，蛋白明显增高，细胞数正常。该病发病的过程中可能会累及呼吸肌，出现呼吸停止，导致患者死亡，所以一定要警惕呼吸肌受累。

本病患者曾因急性炎症性脱髓鞘性多发性神经病合并多脏器衰竭于ICU治疗，目前病情稳定，遗留四肢疲软，不能随意活动，伴有肌肉萎缩明显，属于中医"痿病"的范畴，亦称"痿躄"。痿是指机体痿弱不用，躄是指下肢软弱无力，不能步履之意。符文彬教授认为，该患者目前诊断明确，乃五脏受损，精液不足，气血亏虚，肌肉筋脉失养所致。《素问·生气通天论》指出"因于湿，首如裹，湿热不攘，大筋緛短，小筋弛长，緛短为拘，弛长为痿"。故本病患者在脾胃亏虚致气血不足基础上，亦存在脾虚湿滞、阻滞中焦，导致痰瘀滞络，故见肢体末端麻木、敏感。符文彬教授认为该病累及多个系统，常规针灸疗法效果微，必须打破常规才能收效。因此，先以大接经法调动全身脏腑气血循环，再施以普通针刺留针，根据"治痿独取阳明"，穴以手足阳明经穴位为主，以运行全身气血，达到通利筋络、濡养全身筋脉之功。符文彬教授重用灸，"大病宜灸，重病宜灸"，灸法本有激发人体正气、增强脏腑功能、培补后天功能，以滋养先天之用。以8 cm艾条加强督脉、膀胱经的灸法补益气血阴阳。最后施以耳针（心、肾、脾、颈、腰）巩固疗效。

2021年1月二诊，患者上肢肌力4+级，双下肢肌力3+级，仍诉双下肢、双足底麻木疼痛，垂足明显，夜间睡眠较差。符文彬教授指出减少对肢体末端针刺刺激，可精灸腕、踝给予局部刺激，灸后注意适当刺络（心俞、厥阴俞），并配合中药泡洗局部改善症状。

2021年2月三诊，患者可在步行器辅助下行走，生活基本能自理。

（雷贝贝）

第二十一节　腰骶神经根损伤

病例

患者吴某，女性，45岁，于2019年1月26日初诊。

病史摘要　患者因"右下肢乏力3年，加重伴行走困难5月余"入院。刻下症见：右下肢乏力、麻木，行走困难，右侧小腿肌群明显萎缩，无饮水呛咳，无言语不利，神志清晰，情绪如常，食欲如常，睡眠可，二便正常，无畏寒怕冷，体重无明显变化。查体：脊柱正常，双下肢无水肿；右下肢肌张力偏低，右侧腓肠肌、比目鱼肌、胫骨前肌肌肉萎缩明显，右侧股四头肌轻度萎缩，右下肢近端肌力5-级，右下肢远端肌力3+级，右足下垂明显；双上肢、左下肢肌力及肌张力正常；生理反射存在，左侧巴宾斯基征阳性，余病理征未引出；舌淡红，苔薄白，脉细。辅助检查：肌电图（2017年10月27日，中国人民解放军总医院海南分院）提示，双下肢周围神经源性（右侧重）、根性受累，请结合临床。肌电图（2019年1月8日，中国人民解放军总医院海南分院）提示：双下肢周围神经源性受损（右侧重，运动受累为主），腰2～骶1根性受累，与2018年8月28日检查对比加重，请结合临床。

西医诊断　①腰骶神经根损伤；②腰椎间盘突出症。

中医诊断　痿病（脾胃虚弱证）。

治则　补中益气，活血通络。

处方

体针：肾俞（双）、脾俞（双）、足三里（双）、阳陵泉（双）。

腹针：天枢（双）、中脘、气海、关元。

精灸：天枢（双）、中脘、气海、关元、命门、脾俞、足三里（双）、解溪（双）、阳陵泉（双）、阴陵泉（双）。

雷火灸：腰骶部。

埋针：心俞、胆俞。

中药：参苓白术散合补中益气汤加减。党参15 g，茯苓15 g，白术10 g，扁豆10 g，陈皮10 g，山药20 g，甘草5 g，黄芪30 g，柴胡15 g，当归10 g，生姜10 g，5剂，水煎服，每天1剂。

治疗经过 以上方为主治疗，住院2周，每天针刺1次，留针30分钟；取针后于天枢（双）、中脘、气海、关元、足三里（双）、阴陵泉（双）、阳陵泉（双）等穴位实行精灸，每穴艾炷2壮。治疗2周后，患者右下肢乏力较前明显改善。

按语 痿病是以肢体软弱无力、筋脉弛缓甚至肌肉萎缩或瘫痪为主要表现的肢体病症，其中，以下肢痿弱较多见。各种原因引起的筋脉失养，与手足三阳经、手足太阴经、奇经八脉相关，与肺、脾、胃、肝、肾等脏腑关系密切。本病患者以右下肢乏力为主，既往有腰椎间盘突出症病史，结合肌电图提示腰2～骶1根性受累，故考虑腰骶神经根损伤。

腰骶神经根损伤为临床上较常见的病症，神经损伤后，下肢神经支配区域感觉减退，严重者肌肉萎缩、行走障碍等。本案患者经筋受损，经脉之气运行不通，"不通则痛"，气血闭阻逆乱，无以濡养肌肉肢体，故见肌肉萎缩、行走困难，治疗应以补中益气、活血通络为主。针刺肾俞、脾俞以补脾益肾，天枢、中脘、气海、关元乃腹针取穴，配合命门、脾俞，灸之可扶助正气，增强先天、后天之本；足三里、解溪为足阳明胃经穴，因"治痿独取阳明"；阴陵泉为足太阴脾经穴，因"脾胃为后天之本""脾在体合肉，主四肢"；"筋会阳陵"，刺阳陵泉，可治筋伤之疾，诸穴合用，调枢机，促进内外上下气机运动。本案患者的治疗在补中益气、活血通络的基础上，注意加以温阳补肾，可加强腰骶部雷火灸以达到温阳补肾之功。《标幽赋》曰"气速至而速效，气迟至而不治"，故调气以加强针感，使经络通而气血畅。心为五脏六腑之大主。心主神明，而胆主决断，其气通于心，两者相辅相成，相互为用，埋皮内针可以维持且巩固疗效。符文彬教授认为神经再生速度缓慢，病理过程复杂，可以将中西医疗法和康复疗法相结合，促进神经再生，延缓受损神经控制下的肌肉萎缩，降低行走障碍的发生。本病在用参苓白术散合补中益气汤加减的基础上可加温阳补肾的药物，并配合中药泡脚改善局部症状，同时与患者交代注意行走时安全，避免跌倒及踝关节损伤等，可予护具防护。

（赵瑾）

第二十二节　抑郁症

· 病例 ·

患者王某，男性，23岁，于2022年4月20日初诊。

病史摘要　患者半年前因受刺激后出现情绪低落，间断服用中药治疗效果不理想。刻下症见：情绪低落，易多想，不愿意与人交流，不愿意参加工作，入睡困难，经常伴有心慌，纳可，二便调，舌质淡，苔薄白，脉弦细。汉密尔顿抑郁量表评分21分。

西医诊断　抑郁症。

中医诊断　郁病（肝郁气滞证）。

治则　疏肝解郁，宁心安神。

处方

体针：百会、印堂、头维、鸠尾、内关、阳陵泉、三阴交、太冲、合谷、列缺、照海。

腹针：中脘、气海。

　　精灸：肺俞、膈俞、胆俞、涌泉/魄户、膈关、阳纲、涌泉（两组穴位交替）。

　　埋耳针：心、肝、肾（双耳交替）。

　　治疗经过　取仰卧位针刺上述穴位，平补平泻，腹针不行手法，留针30分钟，针刺后精灸，两组穴位交替，每穴2壮；耳穴埋针，左右耳交替，留针2天，1周治疗3次。经1个月治疗，患者情绪低落症状好转，与人交流较前增多，睡眠改善，继续治疗2个月，患者诸不适症状均消失，告知已找到了工作。

　　按语　抑郁症是以心境低落、情绪消沉、从闷闷不乐到悲痛欲绝为主要临床表现的一种疾病，重者可出现幻觉、妄想等精神性症状；属于中医"郁病"之范畴。患者为青年男性，因受刺激致肝失疏泄，气郁化火，上扰心神，从而出现情绪低落、入睡困难、心慌等症状。治疗方案以疏肝解郁、宁心安神为主，采用"一针二灸三巩固"的整合针灸治疗模式。《灵枢·本神》曰"心藏脉，脉舍神，心气虚则悲""心不足则神不足，神不足则悲"。《灵枢·邪气藏府病形》言："胆病者，善太息……心下澹澹，恐人将捕之。"因此，符文彬教授认为抑郁症的治疗重在调神，而调神重在调心、胆，因此选内关、阳陵泉、百会、印堂及头维等调神相关穴位。鸠尾为镇定安神要穴，常用于治疗癫痫等疾病。合谷、太冲以开四关，加用八脉交会穴列缺、照海以既疏肝又安神助眠，一疏一收，共奏调节情志之功。《素问·生气通天论》言："阳气者，精则养神。"阳气能够推动、温煦、兴奋和激发生理功能，使精、气、血、津、液正常输布，从而为神提供物质基础以温养、振奋精神。因此，选取相应背俞穴施以精灸以温阳解郁、调和气血。已知耳部有丰富的迷走神经分布，通过耳部迷走神经兴奋可以对抗抑郁焦虑。最后，以揿针耳穴埋针延长针刺治疗时间以巩固疗效。

（王丽娟）

第二十三节　焦虑症

·病例1·

患者刘某，女性，40岁，于2020年6月8日初诊。

病史摘要　患者因"反复颈部疼痛1年余，加重1周"入院。刻下症见：神清，精神尚可，颈部僵硬疼痛，活动受限，头晕，睡眠差，入睡困难，多梦易惊，近3天彻夜未眠，易激动，口干口苦，食欲如常，大小便正常，无畏寒怕冷，近期体重下降2 kg。查体：脊柱正常，颈3～颈7棘突下压痛，四肢正常，双下肢无水肿，生理反射存在，病理反射未引出，舌暗红，苔黄腻，脉细滑。有慢性胃炎病史，否认高血压、糖尿病、冠心病等病史，否认伤寒、肝炎传染病史，预防接种史按规定，2010年行剖宫产术，2015年在海南省人民医院行子宫肌瘤微创术，否认外伤史，无输血史。

西医诊断　①焦虑状态；②睡眠障碍；③混合型颈椎病；④慢性胃炎。

中医诊断　郁病（痰气郁结证）。

治则　行气开郁，化痰散结。

处方

体针：印堂、百会、头维、四关穴。

腹针：鸠尾。

精灸：四花穴、命门、丘墟、引气归元、涌泉。

刺络：心俞、厉兑。

埋针：神堂、魂门。

埋耳针：心、胆/肝、神门（双耳交替）。

中药：以温胆汤加越鞠丸为主。半夏10 g，竹茹10 g，枳实10 g，陈皮10 g，甘草10 g，茯苓10 g，香附10 g，川芎10 g，苍术10 g，神曲10 g，栀子10 g，水煎服，每天1剂。

治疗经过　患者仰卧位行体针针刺，留针30分钟后取针；出针后行精灸，每穴2壮；灸后行穴位放血；最后埋耳针及皮内针。每天行针灸1次，1周6次针灸治疗。治疗当天患者入睡困难、颈痛有改善，治疗过程中偶有症状反复，治疗2周后能正常入睡，每天睡7～8小时，出院1个月后随诊诉未再失眠。

按语　焦虑状态是介于焦虑情绪和焦虑症之间的一种状态，比焦虑情绪重而较焦虑症轻。焦虑状态有明显的焦虑情绪，烦躁、易怒、易激惹、紧张、坐立不安，伴随睡眠障碍以及一些自主神经紊乱的症状，如心慌、心悸、胸闷、乏力、出冷汗，但这些症状一般持续时间较短，可有一定诱因，且时好时坏，可以通过自我调节缓解；可发生于任何年龄，起病可急可缓，病前常有心理或躯体方面的诱因。

焦虑状态属中医"郁病"范畴，《素问·六元正纪大论》就记录了五种不同郁证的治疗原则："木郁达之，火郁发之，土郁夺之，金郁泄之，水郁折之。"张景岳在《景岳全书·郁证》中提到心作为君主之官掌管包括情绪在内的高级神经功能。一旦刺激情绪则容易导致心火妄动，随即出现一系列症状。病理基础以气滞为主，伴有瘀血、痰浊或化火等情况。因此，治则以理气为主，兼化痰，选温胆汤+越鞠丸加减。

本案患者仰卧位行普通针刺印堂、百会、头维安神，"鸠尾治五般痫"提示鸠尾有安定神志作用，针刺同时嘱患者深呼吸，更能加强调神作用。四关穴〔合谷（双）、太冲（双）〕理气，是符文彬教授疏肝调神针刺法的重要组成。四花穴即双侧膈俞和胆俞的合称，胆俞疏调肝气，通调一身之气，配以膈俞，养血活血，气血并治，胆俞主气属阳，膈俞主血属阴，一阳一阴，一气一血，相互制约，相互为用，调气和血。引气归元、命门壮肾阳之火，符文彬教授认为郁病患者往往肾阳不足，心火亢盛，故灸引气归元、命门。丘墟为胆经原穴，与四关穴、四花穴相配，加强疏肝利胆之功。最后，灸涌泉引火下行。厉兑为胃经井穴，《灵枢·经脉》载"胃足阳明之脉……是动则病：洒洒振寒，善呻，数欠，颜黑，病至则恶人与火，闻木声则惕然而惊，心欲动，独闭户塞牖而处，甚则欲上高而歌，弃衣而走……"泻心、胃有余之火可令神安。"诸痛痒疮，皆属于心"埋针神堂、魂门既疏肝安心神又缓解颈痛，背俞与耳穴埋针巩固疗效。

（冯琦钒）

· 病例2 ·

患者李某，女性，58岁，于2019年11月8日初诊。

病史摘要 患者因"反复心慌、胸闷、呼吸困难8年"入院。入院症见：神清，精神疲倦，焦虑状态，诉心慌、胸闷，发作不定时，情绪变化时上述症状明显，甚时有呼吸困难，无胸痛，无咳嗽咳痰，无发热，入睡困难，彻夜辗转难眠，入睡后稍有声响则易醒，腰酸，纳差，二便尚调，近期体重下降约3 kg；舌淡红，苔薄白，脉弦细。汉密尔顿焦虑量表（HAMA）评分为25分。既往在外院多次行冠脉造影、心脏彩超、动态心电图、肺部CT，均未见异常。有焦虑症病史多年，不规则服用药物，具体不详。

西医诊断 焦虑症。

中医诊断 郁病（肝气郁结证）。

治则 行气、疏肝、解郁。

处方

体针：百会、印堂、四关穴。

腹针：引气归元。

精灸：膈俞、胆俞。

耳压：心、肝、胆、神门、脑。

埋针：心俞、胆俞、肾俞。

治疗经过 以上方为主治疗，针刺留针20分钟后取针，出针后行精灸，每穴2壮。最后，耳压及埋皮内针，留针2天，每周3次。针灸治疗，每周5次，5次为1个疗程，约5个疗程后，复测HAMA评分为18

分，患者诉以上症状明显减轻，睡眠质量较治疗前明显提高，门诊继续随诊治疗。

按语　鉴于古籍文献中无"焦虑症"之病名，而焦虑症的常见临床证候又散见于"惊悸""不寐""百合病""奔豚气"等中医病症当中。焦虑症是一种脑神病，病机的核心是脑神功能紊乱，神机不宁，气机紊乱。《素问·灵兰秘典论》说："心者，君主之官也，神明出焉。"《灵枢·邪客》云："心者，五脏六腑之大主也，精神之所舍也。"故病位在心、脑，与肝、胆等相关。

焦虑症（anxiety neurosis），又称为焦虑性神经症，是神经症这一大类疾病中最常见的一种，以焦虑情绪体验为主要特征；可分为慢性焦虑，即广泛性焦虑（generalized anxiety）和急性焦虑，即惊恐发作（panic attack）两种形式；主要表现为无明确客观对象的紧张担心，坐立不安，还有自主神经功能失调症状（如心悸、手抖、出汗、尿频等）及运动性不安。西医治疗主要以改善症状，提高临床治愈率，使临床症状完全消失，减少社会功能缺损为目的。

早在《黄帝内经》就指出了郁证的治疗方法，"善太息，取心胆二经刺灸之"，如《类证治裁》云："七情内起之郁，始而伤气，继必及血，终乃成劳。"符文彬教授认为焦虑症与心、肝、胆关系密切，很多情志疾患都要从肝论治，焦虑症也不例外。本案病例为中年女性，主要表现为心慌、胸闷，发作不定时，甚至有呼吸困难等躯体化症状，舌淡红，苔薄白，脉弦细。四诊合参，辨证属于肝气郁结。针百会、印堂，以调心神，针刺四关穴以疏肝解郁，调和气血，针刺引气归元以引火下行。四花穴乃双侧膈俞、胆俞，符文彬教授认为血会膈俞，属阴，有行血、活血、宽胸之功；胆俞为胆腑之气输注于背部之处，属阳，具有疏肝利胆，升清降浊之效，两者一阴一阳，一气一血，相互制约，相互为用，精灸之可调气和血、理顺阴阳。耳压埋针方面，均以心、胆、肾为主，体现了符文彬教授从心胆论治的思想。

（王能）

第一章

内科病症

第二十四节　强迫症

病例

患者李某，女，20岁，于2016年3月11日初诊。

病史摘要　患者因2013年下半年学业压力变大逐渐出现情绪异常，表现为一定要闭眼思考，动作重复等强迫症状。2015年于广州市惠爱医院就诊，先后服用齐拉西酮片、丙戊酸钠缓释片、氟哌噻吨美利曲辛片、苯海索片、肝泰舒胶囊、地西泮片、舍曲林片等，药物治疗后病情加重。2015年7月于中山大学第三医院就诊，减少西药用量结合中医治疗后，状况有所好转。休学1年，心慌、饮食失常症状有所改善，因动作重复、行进间闭眼思考、反复捏手指等强迫症状来就诊。症见：多汗，纳寐可，二便调，舌边尖红，苔薄白，脉滑。SCL-90量表结果显示：躯体化1.333，强迫症状2.000，人际关系敏感2.000，抑郁1.461，焦虑1.600，敌对2.166，恐怖1.857，偏执1.833，精神病性1.222，其他1.714。

西医诊断　强迫症。

中医诊断　郁病（肝郁脾虚证）。

治则　疏肝解郁，健脾益气。

处方

体针：百会、印堂、廉泉、外关（双）、足临泣（双）、照海（双）。

精灸：风池、四花穴、引气归元、丰隆、丘墟、足窍阴、涌泉。

刺络：大椎、肝俞（双）、三焦俞（双）。

治疗经过　以上方为主治疗，针刺留针20分钟后取针，出针后行精灸，每穴2壮，灸后行穴位放血，每周治疗2～3次，连续2次治疗时间间隔24小时。根据上方连续治疗，治疗第5次后患者自觉强迫感、心慌及饮食失常改善，治疗第7次后患者心慌及饮食失常消失，治疗第10次后患者强迫症状明显改善，步行不再出现闭眼思考，心情愉悦，治疗第13次后患者捏手指等其他强迫症状消失。继续上方治疗，治疗频率改为每周1～2次，共治疗20次，此后未再就诊。

按语　强迫症是一种较为常见的精神疾病，以反复出现的强迫观念、强迫冲动或强迫行为等为主要表现。多数患者认为这些观念和行为不必要或不正常，违反了自己的意愿，但无法摆脱，常合并有焦虑及抑郁等精神状态。本案患者为一年轻女性，因学业压力增大引起强迫症状，服用精神类药物后病情加重，减少西药用量及结合中医治疗后有所好转，后采用针灸治疗，取得了良好的效果。该患者就诊时采用SCL-90进行了心理评分，结果虽提示强迫、焦虑等精神状态，但在同类患者中分数不算太高，属于轻中度强迫症，伴一定焦虑状态，这可能和前期中西医用药相关。不过患者自我感受明显，已对生活、学习产生了很大的负面影响。精神类疾病的诊治一直是符文彬教授的独门秘籍，强迫症病位在脑，常与心、肝、胆、肾及任督二脉相关。综合症状、舌脉分析，本患者中医证型应属于肝胆郁而化火并夹有风痰，治疗上应当选择与心、肝、胆、任督二脉相关及祛风化痰相关的穴位。百会、印堂为符文彬教授通督调神常用穴位，外关、足临泣为八脉交会穴，搭配常治疗肝郁有热或肝郁化火的精神类疾病。廉泉为任脉穴位，近于喉部，照海为肾经穴位，通阴跷脉，可主治喉部疾病，《针灸大成》中云"可治心悲不乐"，符文彬教授选择针刺这两个穴位有滋阴祛痰之意。精灸选择风池祛风清利头目，四花穴宽胸活血化瘀通络，引气归元培元补虚，丰隆化痰，而精灸足少阳井穴足窍阴、原穴丘墟及肾经井穴涌泉为符文彬教授治疗精神类疾病的常用穴，刺激量大，常取得不错的疗效。刺络大椎、肝俞、三焦俞也是符文彬教授刺络的常用处方，活血通络、通督解郁的效果明显。经过以上治疗，最终取得了相当不错的疗效。

（高旭）

第二十五节 带状疱疹后遗神经痛

病例

患者李某，男性，82岁，于2022年9月13日初诊。

病史摘要 患者因"右腰腹部疱疹性疼痛10余天"入院。刻下症见：腰腹部疱疹性疼痛，有触痛，局部有少量脓性渗液，偶有腹胀，腰部疼痛，左侧肢体乏力，偶有口干口苦，无头晕头痛，无恶寒发热，无胸痛，纳差，睡眠欠佳，大便未解，小便正常；舌暗，苔薄黄腻，脉弦滑。查体：右腰腹部皮肤破损，局部有少量黄绿脓渗液，边缘有片状淡褐色色素沉着，有触痛。辅助检查：头颅MRI（2022年5月12日，海口市人民医院）示脑干（脑桥）DWI高信号。颅脑和腰椎MRI（2022年5月17日）示：①脑内少许缺血灶；②结合2022年5月12日MRI脑桥近期梗死灶，脑白质疏松并脑萎缩；③腰3/4、腰5/骶1椎间盘膨出伴双侧侧隐窝狭窄；④腰4、腰5椎体后滑脱；⑤腰椎退行性改变。考虑为新发脑梗死，建议复查。离子六项（2022年7月13日，海南省中医院）示：钾离子2.9 mmol/L，钠离子133.19 mmol/L，氯离子94.76 mmol/L。尿液分析示酮体+1。胸部CT和腹部CT示：慢性支气管炎并肺气肿；双肺少许纤维化灶，心脏增大；主动脉及心脏冠脉、心脏瓣膜多发钙化；肺门纵隔淋巴结可见并钙化；少量心包积液；双侧胸膜增厚；胆囊增大，请结合临床；副脾；肠腔内容物较多，请结合临床。心电图示：①窦性心律；②ST-T改变。

西医诊断 带状疱疹后遗神经痛。

中医诊断 蛇串疮（湿热内蕴证）。

治则 清热除湿止痛。

处方

体针：百会、印堂、内关、阳陵泉、足临泣。

腹针：引气归元、天枢。

火针：疱疹周围散刺。

刺络拔罐：患处周围皮肤、大椎、心俞、胆俞。

皮内针：心俞、胆俞。

治疗经过 以上方为主治疗，针刺后留针20分钟。火针疱疹周围散刺。刺络拔罐患处周围皮肤、大椎、心俞、胆俞。皮内针心俞、胆俞，留针2天，每周5次。治疗3次后，患者诉疼痛明显减轻。继续门诊治疗，1周2~3次以巩固疗效。

按语 带状疱疹，属于中医"蛇串疮""缠腰火丹""甑带疮""蛇窠疮"的范畴，民间又有"蛇盘疮""蜘蛛疮"等多种别称。蛇串疮是由水痘-带状疱疹病毒感染引起累及皮肤和神经的急性病毒性皮肤病，主要表现为剧烈的神经痛、片状簇集性的水疱，皮疹沿某一周围神经分布。中医认为带状疱疹发病的内在因素是卫气不足、脏气亏虚，卫气不足则腠理空虚，邪毒由外而入，脏气亏虚则邪从内生，内外合邪，致湿热搏结，阻滞经络，发于肌肤而致疱疹，经气不畅，不通则痛，故出现神经痛。

《素问·异法方宜论》曰："圣人杂合以治，各得其所宜，故治所以异而病皆愈者，得病之情，知治之大体也。"符文彬教授认为针灸临床必先通过四诊，明确疾病的中西医诊断，对疾病进行评估，运用经络、脏腑、八纲辨证，分析病情，确定病症属何经、何脏腑，并辨明疾病的性质属寒热虚实哪一类，并分清标本缓急，抓住主要矛盾，确定治则。因此，他提出了"整合针灸学"的概念。整合针灸学的内涵，不仅包括治疗技术上的整合，还应当包括针灸学科与其他学科的整合，只有这样才能为解决针灸临床上出现的难点提供思路。

基于"整合针灸学"的理念，符文彬教授在其临床与研究基础上创立了"一针二灸三巩固"的针灸治疗模式，是针灸学发展史上的一个创举。如轻度疼痛性疾病，单一的针灸技术即可解决；对中、重度疼痛，单一的针灸技术可能缓解部分疼痛，且容易复发，若采用针刺毫针技术、灸法技术、耳针技术等"一针二灸三巩固"的治疗模式整合治疗往往能达到较好的疗效。"一针二灸三巩固"的治疗模式不是单指毫针技术、灸法技术、耳针技术或皮内针技术的结合，而是根据病症、病情、辨证来选择合适的技术进行整合。本案例按照针刺—火针—刺络拔罐—皮内针的顺序进行操作：①患者平躺，消毒穴位，予以毫针刺法，平补平泻，留针20分钟；②疱疹周围红肿处局部予火针点刺；③刺络拔罐，穴位消毒，予注射针头点刺，点刺后于点刺部位拔罐，留罐1～2分钟，即可出罐；④穴位消毒后，以皮内针平刺，予胶布固定皮内针。本案运用符文彬教授"心胆论治"的学术思想，《素问·至真要大论》中的"诸痛痒疮，皆属于心"，《素问·灵兰秘典论》中的"心者，君主之官也，神明出焉"，故取内关、阳陵泉、心俞、胆俞四穴，是符文彬教授从心胆论治的主要体现。同时符文彬教授认为，治病当先调神，神聚则病去，取百会与印堂相配，针之可醒脑调神，宁心益智。本案在治疗上采取多种针灸方法治疗带状疱疹后遗神经痛疗效显著，值得临床进一步推广。

（王能）

第二十六节　前庭神经炎

病例

患者陈某，男性，29岁，于2019年1月19日就诊。

病史摘要　患者因"头晕10余天"入院。刻下症见：头晕，严重时视物旋转，偶有头痛，双耳耳鸣，颈部疼痛，神志清晰，情绪如常，食欲如常，睡眠可，大便正常，小便正常，无畏寒怕冷；舌淡红，苔白，脉沉。查体：脊柱正常，四肢正常，双下肢无水肿；四肢肌力、肌张力正常，生理反射存在，病理反射未引出。辅助检查：外院头颅CT未见明显异常。入院后完善相关检查，（血常规）血小板计数62×10^9/L，血小板压积0.070%；（肾功）尿酸438 μmol/L；（肝功）γ-谷氨酰转肽酶203 U/L，谷草转氨酶45 U/L，谷丙转氨酶137 U/L；泌尿系B超示左肾小结石，右肾、膀胱、前列腺未见明显异常；消化系B超示脂肪肝，胆囊、脾脏、胰腺未见明显异常。

西医诊断　前庭神经炎。

中医诊断　眩晕病（痰浊上蒙证）。

治则　健脾化痰。

👉 **处方**

　　针刺：足三里、丰隆、外关、足临泣。

　　腹针：引气归元。

　　精灸：心俞、胆俞、脾俞。

　　雷火灸：涌泉、悬钟、听宫、听会。

治疗经过　患者取卧位，针刺上述穴位，平补平泻，留针30分钟；再做灸法，每穴3壮；灸后改雷火灸继续治疗，每穴5分钟，每天治疗1次。治疗3天后，患者能端坐10分钟，头晕感减轻。

按语　前庭神经炎系因前庭神经元受累所致的一种突发性眩晕疾病，为末梢神经炎的一种。病变发生在前庭神经节或前庭通路的向心部分。病前2周左右多有上呼吸道病毒感染史。眩晕病以自发性眼球震颤为其主要临床表现。重症者可伴有恶心、呕吐，但无耳鸣、耳聋；眩晕持续时间较短，常在几天内逐渐缓解，一般2周内多可完全恢复；少数患者可短期存留不同程度的头昏、头晕和不稳感，持续数日或数月，活动时症状加重。

根据前庭神经炎发病特点，在中医学中属于"眩晕"范畴，是由于肝阳上亢、风痰上扰、瘀阻脑络引起清窍被扰或气血不足、肝肾阴虚引清窍失养所导致头晕眼花。眩即眼花或眼前发黑，视物模糊。晕指头晕或感觉自身或外界景物旋转。本案患者以头晕、视物旋转为主要表现，患者素体脾胃虚弱，脾失健运，聚湿生痰，痰浊上蒙，故头晕、头痛。舌淡红，苔白，脉沉为痰浊上蒙之象。病位在脑，与脾相关，病性属本虚标实。符文彬教授认为该患者头晕为痰浊上蒙，经脉痹阻所致，针刺取穴引气归元、足三里、丰隆、外关、足临泣息风化痰、增强平衡功能。引气归元运转脾土，健脾化痰。足三里为足阳明胃经之合穴，《灵枢·九针十二原》记载"所入为合"，本穴乃阳明经气犹如百川汇合入海之势，经气充沛而功效卓著，具有调理脾胃、疏风化湿之功能。丰隆为足阳明胃经络穴，从阳络阴，"一络通二经"，有调理脾胃、健脾化痰、祛痰开窍之功效。外关、足临泣为八脉交会穴，两者相配具有通利少阳经气作用，同时也是"心胆论治"的经典配穴。精灸心俞、胆俞、脾俞调理心、胆、脾三脏。雷火灸涌泉以开窍安神补肾，悬钟为八会穴之髓会，该穴具有补益脑髓之功效。灸听宫、听会通局部经脉。

（王婧）

第二十七节　面神经麻痹

·病例1·

　　患者李某，女性，20岁，于2020年4月20日初诊。

　　病史摘要　患者于3月前因劳累及着凉后突然出现右口眼歪斜，至外院就诊，诊断为"面神经炎"住院治疗，经中西医结合治疗症状较前减轻，出院后在外院行针灸治疗3月余，仍留有眼睑闭合不全，患侧口角低垂表现。症见：右眼睑闭合不全约2 mm，右额纹变浅，右口角低垂，鼓腮漏气，纳可，寐差，二便基本正常；舌质淡暗，苔薄白，脉弦细。外院查肌电图，结果提示右侧面神经损伤60%～70%。

　　西医诊断　面神经麻痹。

　　中医诊断　面瘫（气血不足兼瘀）。

　　治则　补益气血，活血化瘀。

处方

  体针： 百会、印堂、水沟、阳白、内关、合谷、太冲、阳陵泉。

  腹针： 引气归元。

  精灸： 阳白、太阳、四白、迎香、地仓、翳风、牵正、承浆、中脘、下脘、气海、关元、风池、脾俞。

  刺络： 肝俞、膈俞。

  埋针： 心俞、肝俞。

  治疗经过　患者仰卧位行普通针刺留针30分钟后取针；出针后行精灸，每穴2壮；灸后行穴位放血，最后埋皮内针。每天行针灸1次，1周3次，治疗2个月后眼睑已闭合、右额纹恢复正常，右口角低垂较前减轻，用力鼓腮稍漏气，睡眠改善。

  按语　顽固性面瘫是指面瘫患者病程超过3个月，常见于早期失治误治，或因面神经损伤严重的患者，部分虽采用了规范化治疗，但仍遗留后遗症或不同程度的并发症。其临床主要症状有眼裂扩大、鼻唇沟变浅、口角歪斜、额纹变浅或消失、面肌倒错、连带运动、鳄鱼泪综合征、面肌僵硬感、耳鸣等。中医认为，面瘫多因机体正气不足，经络空虚，外邪乘虚而入，导致经络痹阻，气血不能上荣经筋而弛缓不收。久病不愈，气血循行不畅，久而留瘀，痰瘀互结，缠绵不愈，最终形成正虚邪实、虚实夹杂之顽疾。《黄帝内经》中提到"凡药之不及，针之不到，必须灸之"，因此本案采用"一针二灸三巩固"的治疗模式，不仅能相互补充，还能提高临床疗效。处方取穴中部分穴位侧重于疏肝理气调神，因为病变部位在面部，难免让患者产生焦虑心理，通过疏肝调神，往往能达到事半功倍的效果，选用督脉的百会、印堂、水沟通调督脉之气血，以及任脉的承浆、中脘、下脘、气海、关元同样通调任脉气血，可振奋一身阳经之气，阴阳并调；合谷和太冲乃四关穴，可疏肝解郁、安神定志；针刺心包络穴内关、筋会阳陵泉通络止痛、舒筋活络。精灸局部穴位改善局部气血，选风池祛风除邪；刺络肝俞、膈俞泻机体有余之热。心俞、肝俞双埋针以巩固治疗。

（王丽娟）

·病例2·

患者陈某，女性，54岁，于2020年10月30日初诊。

病史摘要 患者1个月前无明显诱因下出现头痛，刷牙时发现口角歪斜，漱口漏水，左眼闭合不全，干涩，于外院就诊诊断为"面神经炎"，经针灸、推拿、中药外敷后症状改善不明显，故寻进一步治疗。初诊症见：患者左侧额纹变浅，左眼闭合不全，口角向右侧歪斜，左侧鼻唇沟变浅，鼓腮漏气，食欲欠佳，睡眠差，二便可；舌暗红，苔黄，脉细。高血压病史5年，无食物、药物过敏史。

西医诊断 面神经麻痹（左）。

中医诊断 面瘫（风痰阻络证）。

治则 祛风化痰通络。

处方

体针：印堂、百会、水沟、承浆、廉泉、内关、阳陵泉、四白、地仓（左）、牵正（左）、翳风（左）、照海、申脉。

点灸：阳白、太阳、牵正、地仓、肺俞、肾俞、中脘。

刺络：心俞、胃俞、面。

埋针：心俞（双）、胆俞（双）。

治疗经过 仰卧位行普通针刺留针30分钟后取针；出针后行点灸，每穴2壮；灸后行穴位放血；最后埋皮内针，留针2天。以上方为主治疗，每周3次。治疗2个月后面部症状基本恢复。

按语 中医称面神经炎为面瘫，是临床常见的周围神经病变，中医认为发病多由机体正气不足，脉络空虚，卫外不固，风寒或风热乘虚侵袭，以致经气阻滞，经脉失养，经筋功能失调，筋肉纵缓不收而发病。符文彬教授指出，经治疗后恢复欠佳的患者，配合肌电图检查了解面神经损伤程度，对判定预后有一定帮助。本病为针灸科常见病，治疗不难，但临床仍见恢复欠佳患者。除去疾病本身因素，由于治疗时机、治疗方法等不同，亦可导致本病转归不同。符文彬教授提倡面瘫患者减少局部过多治疗和刺激，一则因局部过多刺激不利于面神经恢复，二则因患者过度关注面部造成情绪紧张，不利于病情恢复；主张根据脏腑经络辨证进行全身性调节，激发身体自我修复能力，达到最佳恢复效果。本病与手足三阳经、督脉、手少阴经相关，而督脉为"阳脉之海"，又与任脉相通，可协调阴阳，选用督脉的百会、印堂、水沟通调督脉之气血，任脉的承浆、廉泉通调任脉之气血。通调任督气血，可振奋一身阳气、平衡阴阳。四白、地仓、牵正局部取穴以通经络。申脉、照海为八脉交会穴，配合可镇静安神，舒筋通络。灸法本身有激发人体正气、补充阳气的功能，因精灸等直接灸恐造成面部留有瘢痕，因此本案选点灸局部穴位，疏通局部经脉气血。最后以胆俞、心俞双侧埋针疏利肝胆、宁心养血、巩固疗效。治疗中运用多种针灸方法配合，共奏扶正祛邪之功。

（赵婷）

第二十八节　咳嗽

病例1

　　患者吴某，男性，65岁，于2018年7月初诊。

　　病史摘要　患者3个月前因感冒后出现咳嗽、咽痒、少痰，夜间明显，曾辗转省内各大医院就诊，予口服头孢、酮替芬、孟鲁司特钠及中药，静滴白蛋白等，效果未见明显好转，故寻求针灸行进一步治疗。症见：精神可，偶有咳嗽，咽痒，咳嗽严重时有少量白痰，无咽痛，无恶寒发热，无胸痛，无痰中带血，寐差，纳可，二便调。否认既往有过敏性鼻炎、哮喘、慢性支气管炎、肺气肿等疾病；无食物、药物过敏史。查体：咽部稍充血，可见滤泡增生，双扁桃体未见肿大，双肺听诊未闻及干湿性啰音；舌淡暗，苔薄白，脉滑。

西医诊断　咳嗽（气道高反应性）。

中医诊断　咳嗽（痰湿蕴肺证）。

治则　化痰祛湿，宣肺止咳。

处方

体针：上星、百会、印堂、廉泉、内关、阳陵泉。

腹针：中脘。

精灸：天突、膻中、中脘、定喘、肺俞、心俞、胆俞、涌泉。

刺络：大椎、风门。

埋针：神堂、阳纲。

治疗经过　患者仰卧位行体针针刺，平补平泻，腹针针刺不行手法，留针30分钟；出针后行精灸，每穴2壮，灸后行穴位放血，最后埋皮内针，留针2天。以上方为主治疗，每周3次。治疗当天晚上咳嗽症状减轻，次数减少。治疗3次后症状消失。嘱患者饮食上不必过多忌口，但应避免辛辣刺激食物，症状未见发作。

按语　感冒后咳嗽是感冒后常出现的症状，少则几天，多则数月，对生活质量产生严重影响，尤其多见于新型冠状病毒感染后的康复人群，主要是因为细菌或病毒感染后产生了局部的炎症，当炎症刺激咽喉部黏膜，咽喉部分泌物会增加，当分泌物不易排出时，就会刺激咽喉部，从而出现咳嗽流涕、咳痰等症状。感冒后气道损伤启动自我修复程序，此时气道敏感，如果受到冷空气、灰尘或其他过敏原等的刺激时，就会出现咳嗽症状。此时使用抗生素往往效果欠佳。中医对感冒后咳嗽有着多种不同认识，中医认为本病属中医"咳嗽""久咳""久嗽""内伤咳嗽"等范畴。"肺为娇脏，外合皮毛，易受外邪侵袭而病。"可见六淫之气侵袭肺系为咳嗽的主要病因。

符文彬教授认为此时咳嗽类同人体过敏反应，应从心、胆论治兼顾健脾。百会、印堂安神，上星针对过敏性疾病，廉泉缓解局部延后症状，中脘健脾化痰，内关搭配阳陵泉以疏调肝胆、通利血脉，取心胆共治之意。精灸天突利咽，膻中、中脘理气化痰，定喘、肺俞宣肺止咳，心俞、胆俞强心、温通血脉、利胆，涌泉引火下行、安神助眠。大椎、风门刺络放血以泻咽喉有余之火，神堂、阳纲为膀胱经第2侧线穴位，与心、胆相对应，最后埋针巩固疗效。

（张光彩）

第二十九节　新型冠状病毒感染后

· 病例1 ·

患者庄某，女性，58岁，于2023年1月8日初诊。

病史摘要　患者于2022年12月底感染新型冠状病毒，当时出现恶寒发热，咽痛，头疼，周身疼痛，乏力等，经口服中药及休息后症状明显改善，自测抗原阴性。1周前自觉心慌，无胸闷胸痛，口服辅酶Q10后症状稍改善，外院查心肌酶未见异常，心电图示窦性心律，房室传导阻滞，为求中医系统治疗，故来门诊就诊。症见：精神一般，动则汗出，心慌，偶觉胸闷，偶有腹胀，肠鸣音活跃，纳可，寐差，容易想到不好的事，小便调，大便烂。有高血压、糖尿病病史，发现心脏二度房室传导阻滞30年。查体：心率76次/min，律齐，无杂音；舌暗，苔白厚，脉滑。

西医诊断　新型冠状病毒感染后。

中医诊断　心悸（痰浊阻络证）。

治则　健脾化痰，活血通络。

处方

　　体针：百会、印堂、头维、内关、阳陵泉、照海。

　　腹针：鸠尾、中脘、关元。

　　精灸：肺俞、至阳、肾俞、命门、膻中、中脘、公孙、涌泉。

　　刺络：心俞。

　　埋针：神堂、魂门、巨阙。

　　中药：半夏厚朴汤合越鞠丸加减。法半夏15 g，厚朴15 g，茯苓15 g，槟榔10 g，香附15 g，建曲15 g，苍术10 g，连翘10 g，薤白15 g，五指毛桃30 g，牛大力30 g，水煎服，每天1剂。

　　治疗经过　患者仰卧位行普通针刺，留针30分钟后取针，出针后行精灸，每穴2壮，灸后行穴位放血，最后埋皮内针，留针2天。上方治疗当天，加服药后，患者夜间睡眠随即明显改善，第二天中午也能安静入睡，心慌次数明显减少。

　　按语　2022年新型冠状病毒（SARS-CoV-2）疫情还在持续，长新冠指新型冠状病毒感染3个月后还有症状，并且最少持续2个月，且不能用其他疾病来解释这些症状。本案患者并未达到长新冠诊断标准，但汗出、心慌、眠差等症状是很多"阳康"后人群所共有症状。病毒性心肌炎为新型冠状病毒感染后需警惕的并发症，该患者辅助检查结果已排除。本病属中医"心悸"范畴，因外感或内伤，致气血阴阳亏虚，心失所养；或痰饮瘀血阻滞，心脉不畅，引起以心中急剧跳动，惊慌不安，甚至不能自主为主要临床表现的一种心脏常见病症。

　　因"心主神明"，取印堂、百会、头维安神定惊，内关配阳陵泉，即"心主神明"配"胆主决断"，合用安神定志。"鸠尾治五般痫"，鸠尾为任脉穴，有一定镇定作用。照海为八脉交会穴，有调节情志作用。中脘化痰以通络，患者病后汗多体虚，关元培补元气。符文彬教授一贯主张用灸之温热化痰浊，精灸膻中、中脘理气化痰，至阳宽中。"肺主气"，肺俞可调节气机，理气宽中。公孙为八脉交会穴，主治胃、心胸部位一切疾患。患者病后未愈，此时元气大伤，精灸肾俞、命门以旺真阳，加强温化痰浊之功。最后，涌泉引火下行，避免灸后火气上炎。患者眠差，思绪焦虑，心俞放血泻心火。神堂、魂门埋针以安神定魂巩固疗效，加上心之募穴，俞募配合加大安心神之功。

中药半夏厚朴汤合越鞠丸化痰理气、解郁，处方中很多是化痰理气的药物，加用薤白宽胸理气化痰，根据"因地制宜"原则，加用岭南地区常用药五指毛桃、牛大力以补气滋阴。

（张光彩）

第二章

外科病症

第一节　颈椎病

·病例1·

患者钟某，男性，55岁，于2022年12月8日初诊。

病史摘要　患者颈部疼痛不适半月，曾于骨科就诊，用药治疗未见好转，故寻求针灸治疗。初诊症见：颈部疼痛不适，局部压痛，转颈活动稍受限，右手臂麻木感，偶乏力，睡眠一般，纳可，二便尚可。否认既往过敏性鼻炎、哮喘等疾病，无食物、药物过敏史。查体：颈部活动稍受限，颈3～颈6棘突及棘突旁压痛，右臂丛神经牵拉试验阳性，悬颈试验阴性，霍夫曼征阴性；舌淡暗，苔白，脉弦。

西医诊断　颈椎病。

中医诊断　项痹（痰瘀阻络）。

治则　健脾化痰，活血化瘀。

处方

体针：风池、新设、颈百劳、手三里（右）、内关（左）、阳陵泉（右）。

精灸：颈百劳、肩井、心俞。

刺络：心俞、膈俞、大椎。

埋耳针：心、颈、胆（双耳交替）。

拔罐：肩背阿是穴。

治疗经过　坐位行普通针刺留针20分钟后取针；出针后行精灸，每穴2壮；灸后行穴位放血，最后埋耳针，留针2天。以上方为主治疗，每周治疗3次，拔罐每周1次，治疗5次后电话随访诉好转。

按语　颈椎病是临床常见病及多发病，是因颈椎间盘退行性改变，继发性刺激或压迫神经根、交感神经、脊髓、椎动脉等邻近组织而出现的一系列临床症候群，又称为颈椎综合征。有数据统计显示，颈椎病的人群发病率为3.8%～17.6%。其中颈痛是颈椎病常见的症状之一。中医认为，颈椎病属于中医学之"项痹""骨痹"范畴，多因脾肾两虚、气血不足、营卫不固、风寒湿邪乘虚而入所致。

符文彬教授认为本案痛症与五脏有关，强调从心胆论治。遵循《素问·至真要大论》中病机十九条"诸痛痒疮，皆属于心"，《灵枢·经脉》足少阳胆经主"骨"所生病及"筋会阳陵泉"之原则，内关属手厥阴心包经穴，有宁心、安神、泻五脏之热的功效，有调节全身气血运行、活血化瘀的作用，故针内关。"极高而外取阳之陵泉"，阳陵泉可治疗身体上部疾患，另外针刺阳陵泉以疏调肝胆，取心胆共治之意。针刺风池、新设、颈百劳、手三里疏通局部经络，拔罐肩部阿是穴祛瘀通络。刺络心俞、膈俞可以调理气血，刺络大椎以泻局部有余之火、有余之气。精灸颈百劳、肩井，拔罐肩部阿是穴温经、祛瘀通络。"诸痛痒疮，皆属于心"，心俞可治疗一切与疼痛有关的疾病。拔罐肩背部阿是穴祛瘀通络。配合心、胆、颈埋针以疏利肝胆、宁心养血、疏风止痛，并巩固疗效。

（黄小珊）

· 病例2 ·

患者林某，女性，55岁，于2022年1月15日初诊。

病史摘要 患者于2个月前劳累后出现头晕，活动后加重，时有恶心、呕吐，甚至晕倒，伴颈肩部酸痛，平躺时可缓解，由外院诊断为"椎动脉型颈椎病"。自诉血压正常，自感疲劳乏力，无口干口苦，纳寐可，二便调。无食物、药物过敏史。查体：颈部活动稍受限，棘突及棘突旁压痛弱阳性，肩井压痛阳性，双臂丛神经牵拉试验阳性，悬颈试验阴性，霍夫曼征阴性；舌淡，苔白厚，脉弦细。

西医诊断 颈椎病。

中医诊断 眩晕（风痰阻络证）。

治则 祛风化痰，通络止眩。

处方

体针：供血、百会、印堂、水沟、承浆、内关、阳陵泉、太溪。

腹针：引气归元。

精灸：风池、完骨、颈百劳、肩中俞、心俞、胆俞、肾俞、命门、悬钟、涌泉、引气归元。

刺络：肩井、大椎。

埋耳针：心、胆、颈椎（双耳交替）。

治疗经过 患者仰卧位，行体针、腹针针刺，留针20分钟；出针后行精灸，每穴2壮；灸后行刺络放血。以上治疗，每周5次。埋耳针，留针2天，左右耳交替，每周3次。治疗1次后颈肩部酸痛明显减轻，针灸治疗5次后头晕好转。

按语 颈椎病是由于颈椎退行性变、增生造成椎间盘突出、韧带肥厚或者骨质形成压迫到周围神经血管或者脊髓等引起的一类临床病症，为临床上常见病、多发病。其中眩晕是颈椎病常见的症状之一。中医认为，颈椎病属于中医学之"眩晕"范畴，眩晕是由肝阳上亢、风痰上扰、瘀阻脑络引起清窍被扰或气血不足、肝肾阴虚引起清窍失养所致，表现为头晕呈昏沉感或天旋地转感，或行走不稳，甚则昏仆。符文彬教授认为此病与督脉、心、肝、肾相关。本案患者头晕乏力，活动时加重，有昏仆史，伴恶心呕吐、颈肩部酸痛，其病位在头颈，病机为风痰上扰，经脉痹阻。取供血穴可改善头部供血；百会、印堂、水沟、承浆，通调督脉之气，使气达清窍；加配内关宽胸理气、和中化痰止晕，阳陵泉息风定眩调补肾气。灸法方面，局部取穴风池、完骨能祛头风止晕，颈百劳、肩中俞能疏通颈部经络；引气归元补中益气、健脾化痰；肾俞、命门为补肾要穴，配上悬钟能补肾填精。大椎为督脉湿热之气汇聚之处，亦为局部经络不通之血汇聚之所。旧血不去，新血不生，刺络大椎能有效祛除瘀积经络的离经之血，促进局部经络畅通和气血的运行。最后，符文彬教授认为，心主神明，而胆主决断，心胆两者沟通于经络，统一于神志，耳穴埋针心、胆加颈椎以维持并巩固疗效。

（桂树虹）

• 病例3 •

患者洪某，男性，39岁，于2020年9月5日初诊。

病史摘要　患者自诉5年前无明显诱因出现颈部疼痛，肌肉酸痛，久坐、低头后加重，伴头晕头痛，以胀痛为主，无天旋地转感，偶感恶心欲吐。于外院门诊行针灸治疗及理疗，连续服中药3个月余，症状反复。2个月前症状加重，背部疼痛明显，颈4/5/6压痛，晨起手指麻木，偶有无力感，心慌胸闷，无恶寒发热，无咳嗽咳痰，纳差，嗳气频繁，睡眠差，难以入睡，二便调。1个月内体重减轻2 kg；舌淡暗，舌边尖红，苔薄白，脉弦滑。查体：压颈试验阴性。辅助检查：MRI检查（2020年9月3日，海南省中医院）结果示，①颈椎退行性变，②颈椎间盘突出，颈3/4、颈4/5、颈5/6、颈6/7椎间盘膨出。

西医诊断　混合型颈椎病。

中医诊断　项痹（痰湿瘀阻证）。

治则　化痰祛湿，活血化瘀。

处方

体针：百会、印堂、水沟、廉泉、内关、公孙、太冲。

腹针：引气归元（中脘、下脘、气海、关元）。

精灸：风池、颈百劳、肩中俞、肩井、心俞、身柱、引气归元、滑肉门、肾俞、命门、涌泉。

埋针：厥阴俞、阳纲、俞府。

治疗经过　患者仰卧位行体针、腹针针刺，留针20分钟；出针后行精灸，每穴2壮；灸后埋皮内针，留针2天。上述治疗，每周3次，治疗4次后，患者颈痛、肌肉酸痛好转，随访3个月未再因颈痛来诊。

按语　颈椎病是因椎间盘突出变性、邻近肌肉组织劳损、骨关节炎等因素累及周围神经根、血管、脊髓等引起的一系列症状，可归属于中医的"项痹""颈痛""项强""颈肩痛""颈筋急"等范畴。颈痛是颈椎病最常见的临床症状之一，多因风寒湿困、痰湿阻络、气滞血瘀、湿热阻滞等引起经络失养所致。符文彬教授临床治疗该病重视：①定位定性诊断。符文彬教授认为，一些复杂性的疾病通常不单单是身体的一个地方出了问题，也不单单是体内某个组织出了问题，而可能是整个机体的多系统出了问题。针灸要真正实现精准治疗，其先决条件是定位定性诊断要精准，其次才是治疗方案和治疗方法的选择。在定位诊断方面，符文彬教授认为可通过经脉诊断、脏腑诊断（脏腑形身）来确定，或通过现代医学的体格检查和检测手段达到以症推证、以症定位。②重视评估。符文彬教授认为精准、全面的评估是保障针灸治疗安全性和针灸疗效的重要基础，强调需整体把握患者病情，根据不同病症的不同紧急情况，按照"急则治其标，缓则治其本"的原则来决定治疗策略。③建议在整合针灸思维指导下进行全方位调理。虽然颈椎病是临床常见病，但临床上仍有反复治疗效果不佳的案例，提醒我们要整体调节，非头病医头、脚病医脚。④重视该病的健康宣教。如颈部保温、注意睡眠等。

督脉为"阳脉之海"，与任脉相通，可协调阴阳。百会乃诸阳之会，居人体头部正中最高点，印堂为督脉经外奇穴，针刺百会、印堂可治病调神。水沟为督脉经穴，廉泉为任脉穴，两者同用可沟通任督二脉，醒脑开窍，调神导气。内关为手厥阴经络穴，通阴维脉，《针灸聚英》曰"虚则头强，补之"，有养心宁神、镇静止痛之功；公孙为八脉交会穴之一，通冲脉，内关与公孙合用，能通肠和胃，舒畅心络；太冲是肝经原穴，肝经"挟胃两旁，与督脉会于巅"，能疏肝宁神，缓解头胀痛。引气归元组穴（中脘、下脘、关元、气海）位于任脉，有培补后天、滋养先天之效。灸风池、颈百劳、肩中俞、肩井可疏通局部气血，缓解颈肩部疼痛。心俞为心之背俞穴，《素问·至真要大论十九条》提出"诸痛痒疮，皆属于心"，灸心俞可调心宁神镇痛。身柱为督脉阳气饱满之穴，灸之可调摄阳气，通调督脉。灸滑肉门以改善恶心欲呕，灸肾俞、命门、涌泉以振奋身体阳气，强肾健骨。厥阴俞为心包背俞穴，有"代心受邪"之效；阳纲与胆俞相对，胆腑的阳气由此外输膀胱经，有统摄体内、外输阳气之功；俞府为肾经末穴，肾经气血由此回归体内，三穴埋针以通调心、胆、肾，巩固疗效。

（梁超）

· 病例4 ·

患者刘某，女性，39岁，于2022年3月10日初诊。

病史摘要 患者于半月前因劳累后出现颈部疼痛，在家附近按摩店按摩治疗，症状稍缓解，1天前颈部疼痛加重，伴头痛，为求进一步治疗前来就诊。刻下症见：颈部僵硬疼痛，头部左侧疼痛，呈抽痛感，疼痛加重时伴有头晕、恶心、呕吐，无视物旋转、无心慌胸闷、无上肢麻木等，疲倦乏力、汗多、腰部疼痛，睡眠差，纳一般；舌质淡暗，苔薄白，脉弦细。查体：颈部活动无明显受限，椎旁广泛性压痛，天柱、第2棘突旁压痛明显，左风池按压时疼痛放射至左头部，右腰三横突压痛，右高肩、右短腿，压颈试验阳性，臂丛神经牵拉试验阳性，霍夫曼征阴性。辅助检查：颈椎DR提示，①颈椎生理曲度变直，项韧带钙化，②颈椎退行性改变。

西医诊断 混合型颈椎病。

中医诊断 项痹（气血不足兼瘀证）。

治则 补益气血，活血化瘀。

处方

体针：百会、印堂、风池、内关、合谷、阳陵泉、太冲。

精灸：风池、颈百劳、大杼、肾俞、悬钟、引气归元（中脘、下脘、气海、关元）。

埋针：膈俞、心俞。

治疗经过 坐位行体针针刺，留针20分钟；出针后行精灸，每穴2壮；灸后埋皮内针，留针48小时；上述治疗，每周3次。经以上治疗5次后患者诸不适症状消失，临床痊愈。嘱其注意休息、避风寒、尽量少看手机，配合八段锦、颈椎操等日常保健治疗。

按语 颈椎病是临床常见病及多发病，因为现代工作学习特点多为长时间伏案工作、电脑操作、低头操作手机等，颈椎病发病日趋年轻化。颈痛多为首发症状。中医认为，颈椎病属于中医学之"项痹""骨痹"范畴，多因脾肾两虚、气血不足、营卫不固、风寒湿邪乘虚而入所致。中医治疗颈椎病的方法多种多样，有针刺、艾灸、拔罐、中药、推拿等，这些方法都能取得较好的临床效果，但大部分治疗后都容易复发。符文彬教授认为颈椎病的根本病机为本虚标实，目前临床上的治疗手段大部分都倾向于解除症状，而忽略了本虚的治疗，因此容易复发。颈椎病发作的频率和发作的持续时间会影响针灸治疗效果。采用"一针二灸三巩固"的治疗模式无论是近期疗效还是远期疗效都较单一疗法更有优势，尤其是远期疗效，其能减少颈椎病复发率。本病例在局部针刺治疗的同时，重视灸法的运用，正如《黄帝内经》所言"针所不为，灸之所宜"，《医学入门》中道"虚者灸之使随火气以助元气也……寒者灸之使其气复温也。"灸法可以运用艾叶燃烧后产生的温热效应传递至病灶以及穴位周围，达到调节局部微循环的作用，在热力的作用下渗透组织深部，达到循经感传、温经散寒、消肿止痛、活血化瘀、扶正祛邪的作用。再配合揿针埋针延长刺激时间，最后根据辨证配合中药进行整体调理，达到标本兼治的效果，故能取得更好的长期临床疗效。《素问·至真要大论》曰："诸痛痒疮，皆属于心。"痛证之病机与心相关，因此选取心包经之内关进行治疗。《针灸大成》曰："头晕目眩，要觅于风池。"风池穴为手足少阳经与阳维脉的交会穴，具有祛风活血、疏调头部气机、使清阳之气上升入清窍的功效。百会穴是治疗眩晕头痛的常用穴位，用之可达到脉道通利、诸阳上升之功效。骨会大杼，髓会悬钟，肾主骨，生髓，肾虚则骨髓空虚或精血亏虚，筋骨不得濡养。膈俞为血会，养血活血。引气归元（中脘、下脘、气海、关元），其中中脘、下脘具有补脾胃、理中焦、调升降作用，气海、关元能培肾固本，且四穴均位于任脉之上，任脉又称阴脉之海，与督脉相表里，故达到"阴平阳秘，精神乃治"的目的。诸穴配伍可以达到治病求本之功效。

（王丽娟）

·病例5·

患者郑某，男性，60岁，于2016年3月4日初诊。

病史摘要 患者颈部反复疼痛半年，2周前患者牙疼后出现头部右颞侧牵涉痛，伴电击感，同时颈痛、右上肢麻木，自服布洛芬缓释胶囊未有缓解，曾于外院做针灸治疗，效果一般，时发左侧偏头痛，无头晕，平素易烦躁，时觉心慌心悸，纳可，睡眠差，小便泡沫多，大便调；舌淡，苔白有齿印，脉弦。有甲亢病史。查体：颈2～颈7右侧压痛阳性，右肩部压痛阳性，双侧颈牵拉试验阳性，椎间孔压迫试验阴性。

西医诊断 ①混合型颈椎病；②枕小神经痛。

中医诊断 痹证（痰瘀互结证）。

治则 健脾化痰，活血化瘀。

👆 处方

火针：风池（双）、颈部阿是穴。

体针：百会、印堂、水沟、承浆、内关、阳陵泉。

发泡灸：风池（双）、颈百劳（双）、肩中俞（双）、肩井（双）、心俞（双）、四花穴、翳风（右）。

精灸：肾俞（双）、引气归元、足窍阴、涌泉。

刺络：大椎、耳尖（右）、角孙（右）。

埋针：厥阴俞（双）、阳纲（双）。

治疗经过 患者坐位行体针针刺，留针30分钟；出针后行发泡灸及精灸，精灸每穴2壮；灸后行刺络放血；上述治疗，每周5次。最后埋皮内针，留针2天，每周3次。患者治疗1次后，颈痛及右颞侧牵涉痛明显缓解，治疗1周后疼痛基本消失，右上肢麻木缓解，不再进行火针治疗，其他治疗继续，治疗2周后，右上肢麻木基本消失。

按语 颈椎病为针灸科常见疾病，大部分患者行针刺及艾灸治疗均能取得良好疗效。此患者特殊之处在于，反复颈痛诱发了枕小神经痛。枕小神经痛为颞侧及后枕部枕小神经分布区域的疼痛，与颈椎病疼痛不同之处在于常为牵涉痛，并且常伴电击痛或触电感。针对该类以电击感或触电感为主的神经痛，符文彬教授常常采用火针进行局部治疗，故选择风池及颈部阿是穴。火针的温通作用强于一般针刺或艾灸，常能达到明显的效果。百会、印堂为通督调神常用穴位，水沟、承浆为任督二脉交接部穴位，选此二穴可交通任督二脉，以上四穴为符文彬教授针对急性疼痛或顽固性疼痛常用，采用针刺治疗。内关、阳陵泉为符文彬教授对"心胆论治"理论发扬后的常用配穴，同样可针对疼痛类疾病针刺治疗。风池、颈百劳、肩中俞、肩井为符文彬教授治疗颈椎病的常规处方，多采用精灸或发泡灸疗法治疗，本案患者疼痛日久顽固，故采用通经活络效力更强的发泡灸。符文彬教授善用背俞穴，《素问·至真要大论》中有云"诸痛痒疮，皆属于心"，故选择心俞止痛，四花穴活血，右侧翳风穴则为患处局部取穴。符文彬教授重视传统藏象学说及经络理论，根据"肾主骨"及"少阳主骨"的理论，对骨关节系统疾病如颈腰椎疾病常选择与肾及胆相关的穴位，如背俞穴、井穴、原穴治疗，本案患者选择肾俞、足窍阴、涌泉精灸治疗。病程日久，多虚多瘀，故予腹针穴位"引气归元"精灸，有以后天养先天之含义，既能健脾，又能补肾。选择大椎、耳尖及角孙刺络放血加强活血化瘀通络之效。最后，依据"心胆论治"理论选择厥阴俞及阳纲埋皮内针治疗延长止痛效果，最终该方案取得了良好的疗效。

（高旭）

·病例6·

患者符某，男性，62岁，退休，于2019年2月21日初诊。

病史摘要 患者因"反复四肢麻木5月余，伴双下肢麻木加重1周"入院。刻下症见：神清，精神可，颈痛，四肢麻木，以双下肢麻木明显，双下肢怕冷，行走稍受限，腰部疼痛，活动度尚可，脐周有明显束带感，无头晕头痛，无发热、畏寒，纳可，睡眠可，二便正常。查体：体温36.4℃，心率82次/min，呼吸20次/min，血压116/77 mmHg；体形偏胖，步入病区，自主体位，对答切题，查体合作；双肺呼吸音清，未闻及啰音，心率82次/min，律齐，无杂音；双下肢无水肿；四肢肌力、肌张力正常；左足踝背屈肌肌力4级，跖屈肌肌力5-级；右足踝背屈、跖屈正常；四肢浅感觉正常；双侧指鼻试验、快速轮替试验阴性，闭目难立征阴性；生理反射存在，右侧巴宾斯基征可疑阳性；双侧肩胛区的冈下肌、大小圆肌可见萎缩，双下肢的股内侧肌、股外侧肌轻度萎缩；舌淡红，苔白，脉滑。辅助检查：腰椎MRI（2018年11月）示，腰椎退行性变，腰5/骶1椎间盘变性、膨出，腰骶部后部皮下脂肪层信号异常，考虑筋膜炎可能。颈椎MRI示，颈椎退行性变，颈3~颈7椎间盘突出伴椎管狭窄，颈6/7椎间盘脱出、颈髓缺血变性，符合颈椎病。头颅+胸脊髓MRI示，双侧额叶、左侧顶叶及左侧放射冠区少许腔隙性缺血灶，颈3/4~颈6/7椎间盘不同程度膨出及突出，颈5/6~颈6/7水平脊髓受压，胸椎间盘变性。肌电图（2018年12月4日）示，四肢所查周围神经远端感觉部分受累，双正中神经腕部卡压电生理表现（腕管综合征可能），左侧明显。肌电图+体感诱发电位（2018年12月7日）示，四肢所查肌肉呈慢性神经源性损害肌电图表现，主要累及颈5~胸1神经根支配肌明显；左下肢所查肌肉募集欠佳，考虑上运动神经元病变可能。体感诱发电位示，四肢通路受累，以双下肢明显。

西医诊断 脊髓型颈椎病。

中医诊断 痿病（脾胃虚弱证）。

治则 健脾补肾，益气通络。

处方

体针：内关、阳陵泉、百会、印堂、水沟、承浆。

腹针：引气归元。

精灸：颈百劳、肩中俞、肩井、引气归元、飞扬、脾俞、肾俞。

埋针：心俞、胆俞。

治疗经过 患者坐位行体针、腹针针刺，留针30分钟；出针后行精灸，每穴2壮，配合埋皮内针，留针2天；上述治疗，每周3次。患者治疗3次后颈痛较前缓解，治疗5次后四肢麻木感较前减轻。继续门诊治疗，每周治疗2次，3个月后症状基本消失。

按语 脊髓型颈椎病属中医"痉""痿""痹"等证范畴。临床上或实或虚或虚实夹杂，总之脊髓型颈椎病其病机为"荣气虚，卫气实"。《素问·逆调论》曰："荣气虚则不仁，卫气虚则不用，荣卫俱虚则不仁且不用，肉如故（苛）也。"病位在肝、脾、肾，与督脉、任脉、肾经、膀胱经、胆经等相关。

脊髓型颈椎病是由颈椎间盘脱出或骨刺导致的脊髓压迫症。该型较少见，是多节段病变，容易误诊。早诊断早治疗对本病的恢复具有重要意义。由于保守治疗收效微且疗程长，故临床上以手术治疗为主，但手术存在难度大、危险性高、患者难以接受等缺点。

符文彬教授认为此病为督脉病，与心、脾、肾相关；据《素问·至真要大论》中云"诸痛痒疮，皆属于心"，《灵枢·经脉》足少阳胆经主"主骨"所生病，符文彬教授确立从心胆论治骨关节疾病，常取内关、阳陵泉等穴，再结合具体病变部位辨证论治，可取得良好的治疗效果。符文彬教授主张"治病先调神"，百会居人头部最高点，为诸阳之会，与脑密切相关，具有明显调节情志，醒脑开窍作用；印堂为督脉循行线上的经外奇穴，针之可醒脑调神。印堂、百会相配共奏调神之功。督脉为阳脉之海，与任脉相同，针水沟、承浆，可阴阳同调，另外承浆位于面部，是颈痛缪刺法的延伸运用；阳陵泉为足少阳胆经之合穴、下合穴，又为八会穴之"筋会"，故起到舒筋活络、调胆顺气、止痛作用；配合选穴引气归元以培补后天滋养先天。符文彬教授独创的精灸具有灸时短、灸数少、灸力足、疗效稳定的特点，予灸颈百劳、肩中俞、肩井以疏通局部经络，缓解疼痛。肾乃先天之本，肾主骨生髓，脊柱病即骨病，肾阴肾阳乃人体之根本，灸脾俞、肾俞可健脾强肾壮骨。《灵枢·经脉》云"足太阳之别，名曰飞扬""实则鼽窒头背痛，虚则鼽衄，取之所别也"。飞扬穴为足太阳膀胱经络穴，远端取穴，灸之可疏通膀胱经经气，以疏经通络止痛。配合选穴引气归元以培补后天滋养先天。符文彬教授强调脏腑相通理论，认为心与胆相通，胆经相关经脉可到达颈部，《素问·至真要大论》曰"诸痛痒疮，皆属于心"，且心主神明，治病先调神，心主不明则十二官危，提示疼痛类疾病调心的重要性。综上，心胆沟通于经络，统一于神志，故埋针心俞、胆俞可维持且巩固疗效。

（冯琦钒）

第二节　腰椎间盘突出症

·病例1·

患者王某，女性，56岁，于2020年5月16日初诊。

病史摘要　患者因长期弯腰工作，自述1年前无明显诱因出现左下肢肢体麻木，2周前因负重，症状反复，行腰椎CT示腰5/骶1膨出，椎间隙椎间管狭窄，腰4椎体不稳，腰部疼痛，以刺痛为主，劳累后出现左下肢放射痛，腿痛缓解，腰痛才会显现。初诊症见：神清，精神差，表情痛苦，面色㿠白，手足不温，夜寐一般，二便可。查体：腰5/骶1脊柱下压痛，秩边、环跳、承山压痛，左侧直腿抬高试验70°，左侧"4"字试验阳性；舌淡紫，苔薄，脉弦紧。

西医诊断 腰椎间盘突出症。

中医诊断 腰痛（寒湿阻滞证）。

治则 散寒除湿，活血通络。

处方

体针：腰阳关、腰眼、大肠俞、环跳（俯卧位，局部深刺，强刺激，不留针）、百会、水沟、气海、关元/内关、阳陵泉/外关、足临泣（仰卧位，腰部无力则加带脉）。

艾灸：腹部（以肚脐为中心）、腰骶部。

刺络：委中。

埋耳针：心、胆、腰椎。

治疗经过 患者先俯卧位针刺不留针，后仰卧位行普通针刺留针30分钟后取针；出针后行艾灸，灸时15分钟；灸后行穴位放血，最后埋耳针，留耳针2天。以上方为主，每周行2次治疗，治疗10次后，患者疼痛基本消失。

按语 腰椎间盘突出症是指腰椎间盘变性，纤维环破裂后髓核突出，致使相邻组织遭受刺激或压迫，而出现的一系列以腰痛伴下肢放射性疼痛、麻木为主要症状的疾病。该病好发于20～30岁的青壮年，广泛存在于各行各业中，以劳动强度大或长期处于坐立位的人员多见，其病因主要是劳损负重、不良体位、外伤、脊柱畸形等，导致腰椎间盘退行性改变而诱发椎间盘突出。临床突出阶段，以腰4/5最多，腰5/骶1次之，腰3/4最少。按纤维环及后纵韧带损害的程度可分为三型：膨出型、突出型、脱出型。临床上急性腰椎间盘突出症引起的水肿多采用甘露醇脱水，急性疼痛一般使用非甾体抗炎药物进行止痛。

符文彬教授分析通常放射性疼痛超过膝关节才是腰椎间盘突出症引起，不超过则是骶棘肌引起。患者舌暗淡，苔白腻，脉弱，以寒湿为主，治疗以温经散寒为主，属督脉、膀胱经、胆经。速刺腰阳关、腰眼、大肠俞、环跳，局部取穴可改善局部气血循环，减轻疼痛，另外局部速刺不留针，可避免患者长时间俯卧位导致疼痛加剧。水沟为督脉穴，而腰椎间盘突出症病位在督脉，能直达病所。百会安神可减轻因疼痛导致的情绪紧张。患者疼痛日久，气海、关元补肾强筋，痛在腰，选穴在腹部，也是符文彬教授对缪刺法的延伸运用。内关、外关、足临泣为八脉交会穴，符文彬教授常以内关搭配阳陵泉，外关搭配足临泣，临床运用极广，"筋会阳陵泉""诸痛痒疮，皆属于心"，心包经穴内关常用来治疗与心有关的一切疾病，本病意指疏通血脉，通络止痛。足临泣又为胆经输穴，"输主体重节痛"，本案患者有放射性下肢痛，刚好为胆经循行部位，因此选用。"腰背委中求"，委中刺络以祛瘀止痛。巩固治疗以心、胆、腰椎埋针。

（陆征麟）

· 病例2 ·

患者刘某，女性，70岁，于2020年1月18日初诊。

病史摘要 患者8年前劳累后出现腰部疼痛，经服药及贴膏药等治疗后症状有所缓解。现症见：腰部疼痛，伴右下肢放射痛1年，无下肢麻痹，休息平卧时缓解，劳累及天气寒冷或潮湿时症状明显。于外院诊断为"腰椎退行性变"，腰4/5椎间盘突出。平素畏寒，口干，无口苦，夜间睡眠差，易醒，纳差，二便调。有高血脂、高血压病史。查体：腰4/5棘突压痛阳性，右下肢直腿抬高试验阳性，加强阳性；舌暗，苔白腻，脉沉细。无食物、药物过敏史。

西医诊断 腰椎间盘突出症。

中医诊断 痹证（肝肾亏虚证）。

治则 补益肝肾。

处方

体针：委中（芒针速刺，使下肢弹跳3次，不留针）、百会、印堂、水沟、廉泉、三阴交、足临泣。

腹针：引气归元、大横。

精灸：颈百劳、心俞、腰四穴［脾俞（双）、膀胱俞（双）］、腰三针、命门、悬钟。

埋耳针：心、肾、腰椎。

皮内针：心俞（双）、胆俞（双）。

治疗经过　先俯卧位针刺不留针，后仰卧位行普通针刺留针30分钟后取针；出针后行精灸，每穴2壮；灸后埋耳针及皮内针。以上方为主治疗，每周3次。治疗10次后腰痛明显减轻，右下肢放射痛消失。

按语　腰椎间盘突出症是腰腿痛的常见原因之一，病由急性外伤、慢性劳损、感受外邪、机体老化，致使瘀血阻滞、寒湿或湿热阻络、肝肾亏虚，表现为腰痛、下肢放射痛，多发于青壮年。该患者为耄耋老人，肝肾不足，气血失调，局部筋肉失于荣养而见上症。符文彬教授认为腰椎间盘突出症与督脉、膀胱经、肾经均有密切的关联，既有局部的经络气血失和，又有脏腑阴阳的失衡，因此，治疗方面整体与局部需要兼顾才能取得好的疗效。治病先调神，百会、水沟为督脉之穴，印堂位于督脉循行线上，针之可通督脉而治腰痛，又可以调神；腰为肾之府，引气归元组穴，可健脾胃而补肝肾；悬钟为髓会，位居下肢，以治骨病及下肢疼痛。精灸腰四穴［脾俞（双）、膀胱俞（双）］，《备急千金要方》载有"腰脊强急""腰疼不得俯仰"，脾俞主之；膀胱俞为膀胱之气转输输注之部位，有宣调下焦气机、培补下元、祛风湿利腰脊之作用。灸命门、腰三针，以强腰补肾治本。最后皮内针埋针心俞、胆俞，从心胆论治腰椎间盘突出症，可起到镇静安神止痛、疏利筋骨关节的作用。治疗中运用多种针灸方法配合，共奏扶正祛邪之功。

（桂树虹）

· 病例3 ·

患者谢某，男性，39岁，于2021年9月11日初诊。

病史摘要　患者7天前因劳累后出现腰部疼痛，行走受限，蹲下

122

难起，不能坐正，穿鞋困难，夜晚右腓肠肌疼痛难忍，每晚需服止痛片止痛，但3小时后疼痛又复发，伴有右下肢放射性疼痛，以右臀部及右下肢后外侧为主，口干口苦，多汗，饮食正常，二便正常，睡眠欠佳。查体：腰椎生理曲度浅直；腰3/腰4/腰5/骶1棘突及椎旁压痛阳性，右侧直腿抬高试验阳性（约30°），"4"字试验阴性；四肢肌力、肌张力正常，生理反射存在，病理征未引出；右眼下焦脉络暗红；舌红，苔白，脉弦略滑。

西医诊断 ①腰椎间盘突出症；②坐骨神经痛。

中医诊断 痹证（气滞血瘀证）。

治则 理气活血化瘀。

处方

眼针：下焦、膀胱。

体针：大肠俞、环跳、委中、膀胱俞、秩边、承山。

精灸：引气归元，心俞（双）、四花穴、腰四穴、悬钟（双）。

刺络：委中。

埋耳针：心、胆、腰椎。

治疗经过 先针眼针下焦区右腿能抬高到60°，再加膀胱区即能坐起自然，腰腿疼痛明显减轻，能下蹲起身；常规消毒后行体针治疗，留针30分钟后取针；出针后行精灸，每穴各2壮，每周2次；灸后行穴位放血，最后埋耳针，留耳针2天。守上方治疗4次后，患者诉针后当晚不服止痛片能安睡，但早起时有轻微腰腿痛，继续治疗而愈。

按语 坐骨神经痛是沿坐骨神经通路及其分布区内的疼痛综合征，是多种疾病引起的一种综合性症状。中医学早在《黄帝内经》中便已对其进行描述，《素问·长刺节论》云："病在筋，筋挛节痛，不可以行，名为筋痹。"《素问·痹论》曰"痹在于筋，则屈不伸"，属中医"筋痹""痹证"范畴。符文彬教授认为本病起于风寒或风湿之邪客于经络，或因闪伤血瘀气阻，导致经络痹阻，气血不通，眼针治疗祛邪通络，活血止痛。眼针疗法源于《黄帝内经》中眼与五脏六腑相关理论的阐述，《灵枢·大惑论》有云："五脏六腑之精气，皆上注于目而为之精……目者，五脏六腑之精也，营卫魂魄之所常营也，神气之所生也……是故瞳子黑眼法于阴，白眼赤脉法于阳也，故阴阳合传而精明也。"《灵枢·邪气藏府病形》曰"十二经脉，三百六十五络，其血气皆上于面而走空窍，其精阳气上走于目而为睛"，后世医家王肯堂明确了眼的脏腑划分理论。彭静山教授对这些理论进行总结发挥，眼针疗法由此而创立，眼针疗法对痛症、哮喘发作、中风瘫痪等疾病疗效显著。符文彬教授在彭静山教授眼针的基础上进行改良创新，进针后行手法使得局部有麻胀感。本案选取眼针相应穴区治疗本病，根据其病变部位属下焦，选取眼针下焦区，结合具体疼痛部位的经络循行，依据《灵枢·经脉》中经脉的循行，证属太阳经配以膀胱区，证属少阳经配以胆区，均取患侧，据此为主穴。坐骨腰部疼痛加肾区，因扭伤而致气滞血瘀疼痛甚者配以体针健侧至阴或足窍阴，腰腿痛时重时轻或与天气有关者加灸双侧脾俞和膀胱俞。

（梁超）

第三节　腰扭伤

·病例·

患者林某，男性，60岁，于2022年11月24日初诊。

病史摘要　患者腰部疼痛3天，诉搬重物后出现腰部疼痛，自觉局部疼痛感，直腰困难，转侧受限，睡眠一般，纳可，二便尚可。查体：局部肌肉紧张，腰4/5椎体旁压痛明显；舌暗，苔白，脉沉。

西医诊断　腰扭伤。

中医诊断　腰痛（气滞血瘀证）。

治则 理气活血化瘀。

处方

火针：脾俞、膀胱俞、阿是穴。

体针：水沟、内关（双）、阳陵泉（双）。

拔罐：腰部阿是穴。

耳针：腰椎、心（双耳交替）。

治疗经过 先俯卧位行火针，后仰卧位行普通针刺，留针30分钟后取针；出针后行拔罐，留罐5分钟；取罐后埋耳针，留针2天。每周行针灸治疗2次，第1次治疗后患者诉可直腰但转侧仍有不适，第2次治疗后患者诉腰部转侧不适好转。2天后随访患者诉无不适。

按语 患者急性发病，痛处固定，辨证当属气滞血瘀型。符文彬教授认为本病与督脉、任脉、膀胱经、胆经、心经均有密切关联，既有局部的经络气血失和，又有脏腑阴阳的失衡。因此，治疗方面整体与局部需要兼顾才能取得好的疗效。水沟为督脉穴位，可通调督脉血气；内关、阳陵泉为符文彬教授常用配穴，内关为手厥阴心包经络穴，络穴可治疗表里两经的病症，《素问·至真要大论》提出"诸痛痒疮，皆属于心"，故内关穴同样可治疗手少阴心经病症，具有调神、镇静止痛之功。阳陵泉为足少阳胆经合穴、胆下合穴，又是八会穴之筋会，《灵枢·邪气藏府病形》曰"荥输治外经，合治内府""合主逆气而泄"，另有"筋急，阳陵泉主之"，因此阳陵泉可调胆顺气，调理筋方面的病症。两者相配，从心胆论治腰痛，可起到镇静安神止痛、疏利筋骨关节的作用。火针为燔针疗法，腰四穴［脾俞（双）、膀胱俞（双）］、阿是穴的治疗可加强局部瘀滞气血的宣散，同时配合拔罐腰部阿是穴可行气活血。配合心、腰椎埋针以巩固疗效。

（黄小珊）

第四节　荨麻疹

· 病例 ·

患者张某，女性，29岁，于2022年6月25日初诊。

病史摘要　患者18个月前无明显诱因出现头面、躯干、四肢散在淡红色风团，时发时止，瘙痒较甚，每逢经期易发，于外院就诊诊断为"荨麻疹"，经中药外洗、口服等未见好转，严重时口服氯雷他定片，皮疹稍有缓解，但不能控制复发，故寻求针灸治疗。初诊症见：头面四肢散在淡红色风团，瘙痒，每逢经期必发，眼睑及关节部位风团明显，睡眠一般，纳可，二便尚可；舌淡暗，苔白，脉缓。否认既往有过敏性鼻炎、哮喘等疾病，无食物、药物过敏史。

西医诊断　荨麻疹。

中医诊断　瘾疹（血虚风燥证）。

治则　养血活血，疏风润燥。

☞ 处方

体针：上星、廉泉、内关（左）、尺泽（右）、阳陵泉（左）、血海（右）、中脘。

刺络：心俞、膈俞、三焦俞。

埋耳针：心、风溪、胆（双耳交替）。

中药：生地黄20g，熟地黄20g，赤芍15g，川芎10g，黄连3g，当归头10g，牡丹皮15g，防风5g，蛇蜕10g，水煎服，每天1剂。

治疗经过　患者取仰卧位行普通针刺，留针30分钟后取针；出针后行穴位放血，最后埋耳针。以上方为主治疗，每周2次。治疗3次后患者风团瘙痒明显减轻，经期发作频率降低，间断服药3个月后风团基本控制。

按语 中医称荨麻疹为瘾疹。瘾疹是由于先天禀赋不足、后天外感风邪、饮食不节、脏腑失调而引起的病症。本案患者有特殊时点，在经期时眼睑及关节部位明显易发，符文彬教授认为本病与五脏有关，重在调心、胆。予中药内服，祛风止痒。选穴以督脉的上星配任脉的廉泉，针中脘，以通调任督二脉，振奋一身正气。此外，瘙痒与中医所谓"风"之表现相类似，故认为与"风"有关，"治风先治血，血行风自灭"，针血海以活血祛风止痒；而心主血脉，治心即可调血，内关属手厥阴心包经穴，有宁心、安神、泻五脏热之功效，有调节全身气血运行、活血化瘀的作用。故针内关、阳陵泉以疏调肝胆，取心胆共治之意。"诸痛痒疮，皆属于心"，刺络心俞止痒，刺络膈俞可以调理气血，刺络三焦俞以泻三焦之火、有余之气。最后配合心、胆、风溪埋针以疏利肝胆、宁心养血、疏风止痒，巩固疗效。治疗中运用多种针灸方法和中药配合，共奏扶正祛邪之功。

（张光彩）

第五节　外伤性脑出血

· 病例 ·

患者卢某，男性，40岁，于2019年12月20日初诊。

病史摘要 患者因"摔倒致右额部脑出血术后2周"至海南省中医院就诊。刻下症见：患者神志尚清，对外界反应迟钝，左侧肢体偏瘫，表情淡漠，少言懒语，右侧颅骨缺损，大小便失禁，纳可。查体：体形偏胖，查体不配合；头颅右侧可见一长约11 cm弧形手术切口，局部血痂形成；左侧肢体肌力2级，左侧肢体肌张力增强，右侧肢体肌力、肌张力正常；左侧巴宾斯基征阳性，共济运动检查不配合；舌质暗红，苔白，脉涩。格拉斯哥昏迷评分15分。辅助检查：头颅CT（2019年12月13日）示，①双侧额部及右侧顶部硬膜下积液并少许积血，②右额顶骨缺如呈术后改变，③右额顶部局部软组织肿胀（图2-5-1）。

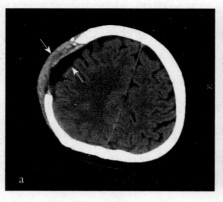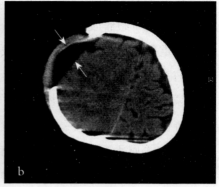

a、b：可见额部及右侧顶部硬膜下积液并少许积血，右额顶骨缺如（箭）。

图2-5-1　患者头颅CT图像

西医诊断　①右额部脑外伤出血术后；②双侧额部及右侧顶部硬膜下血肿伴积液。

中医诊断　外伤证（瘀阻脑络）。

治则　醒窍通络。

处方

运动针刺：水沟、百会、印堂、内关、丰隆。

直接灸：大接经（井穴）——少商、商阳、厉兑、隐白、少冲、少泽、至阴、涌泉、中冲、关冲、足窍阴、大敦。

治疗经过　取上述穴位运动针刺，行强刺激水沟、百会、印堂，以行雀啄手法至患者有反应或眼眶湿润为度；再行大接经疗法，考虑患者为阳证，予"从阴引阳"井穴接经法，从少商穴开始至大敦穴止，先左后右依次进行点刺，不留针，每天针刺1次。治疗2周后，患者对外界反应灵敏，可完成简单对话。

按语　脑外伤出血主要病因为外伤致脑脉受损，血溢脉外，瘀阻脑络，导致气机逆乱，气血运行不畅，神明失养，继而出现神志昏蒙甚至不省人事。大接经法见《卫生宝鉴》，是专治中风偏枯的一种特殊配穴方法，皆取十二经井穴，按十二经流注顺序取穴，行针得气后将针提出。"针所不为，灸之所宜"，符文彬教授在传承大接经针法基础上，创新性提出"大接经灸法"。《针灸大全》云："病有三因，皆从气血，针法八分，不离阴阳。"故针刺时先以水沟、百会、印堂调一身阴阳之气，同时以强刺激针法达到醒神开窍、以神导气之功，恢复神志。再依次灸各经井穴，增强全身经络大循环中气血运行的功能，从而达到接气通经、调和阴阳、扶正祛邪之功，恢复身体各功能；再加刺丰隆以化痰，内关开心窍，以清利头窍，共奏醒窍通络之功。

（雷贝贝）

第三章

妇儿病症

第一节　月经病

病例

患者陈某，女性，31岁，于2021年12月11日初诊。

病史摘要　患者从初潮起月经不规律，2～4个月一行，色暗红，痛经，经量少，海南省人民医院B超检查，提示多囊卵巢，素来难以入睡，容易醒，畏寒，腰两侧怕冷，似有冰块。经中西药物治疗，效果时好时坏，经人介绍寻求针灸治疗，舌暗淡，脉涩紧。有鼻炎病史，无有药物、食物过敏史。

西医诊断　月经稀发。

中医诊断　月经后期（肝郁肾虚证）。

治则　疏肝解郁，补肾。

处方

体针：四关［合谷（左）、太冲（左）］、内关（右）、公孙、百会、印堂、廉泉三针［廉泉、旁廉泉（双）］、头维。

腹针：中脘、气海、归来。

精灸：四花穴、章门、带脉、次髎、子宫、引气归元、地机、血海、涌泉。

刺络：心俞、三焦俞、委中。

耳针：心俞、肝俞、内生殖器（双耳交替）。

治疗经过　先针四关，四穴均采取均匀提插，捻转至得气为止；再针余穴，采取均匀捻转，得气即止；最后腹针，留针30分钟。取针后精灸上述穴位，每穴2壮。灸后刺络放血，最后单耳埋耳针，每次留针2天，再次埋针时选对侧耳朵。以上方为主治疗，每周2次。治疗1个月后，月经相对较前规律，间断治疗3个月后，月经基本规律。

按语 月经周期延长 7 天以上，甚至 3～5 个月一行，连续出现 3 个周期以上，称为"月经后期"，亦称"经行后期""经迟"；主要是由于精血不足，致冲任不充，血海不能按时满溢，遂致月经后期。本案患者畏寒，腰两侧怕冷，似有冰块，证属血虚寒证。符文彬教授针用左四关（合谷、太冲）、右内关、公孙以疏肝健脾；百会、印堂、头维镇静安神以助眠；廉泉三针调理内分泌；局部选穴气海、归来，辅以腑会中脘，通调脾胃气机。精灸背部四花穴〔膈俞（双）、胆俞（双）〕行气活血，疏肝利胆；血海温通血脉；肝经之脏会章门以调补肝脾；次髎、子宫疏通局部经络气血，调经常用穴之地机。本案患者腰两侧怕冷，选环腰固肾之带脉配以通调先后天的引气归元补肾，共奏疏肝补肾，养血调经之效。

（刘兰兰）

第二节　癫痫

病例

患者陈某，男性，9 岁，于 2020 年 10 月 31 日初诊。

病史摘要 患儿于 2 年前通宵玩游戏后出现意识不清，四肢抽搐，双目上视，前往当地医院就诊，考虑癫痫全面性发作，予丙戊酸钠口服治疗，经治疗患儿未见抽搐等大发作，仍有流涎、双上肢的重复动作。平时爱好玩电子游戏。2020 年 8 月癫痫再发，2020 年 8 月 28 日头颅 DWI＋磁敏感加权成像（susceptibility weighted imaging，SWI）示：脑实质未见异常。2020 年 8 月 31 日脑电图（图 3-2-1）示异常儿童脑电图（①醒睡各期双侧中央顶、中后颞区及中线区为主可波及全导大量痫样放电，左侧著，睡眠期明显；②检测到肌阵挛发作、失张力发作），遂再次前往当地儿童医院住院治疗，给予奥卡西平、托吡酯及丙戊酸钠抗癫痫。为求进一步治疗，10 月 31 日来诊。症见：反应迟钝，诉经常想到游戏情节，言语不清，流涎，记忆力差，不能集中精神，睡眠差，食欲可，大便干结难解，小便正常；舌红，苔白厚，脉滑。

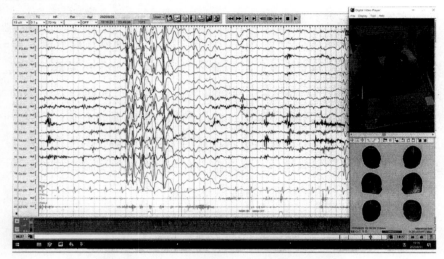

图3-2-1　2020年8月31日患儿脑电图

西医诊断　癫痫。

中医诊断　痫证（痰蒙神窍证）。

治则　健脾化痰，醒神开窍。

处方

体针：百会、印堂、水沟（速刺不留针）、廉泉、头维、太溪、内关、阳陵泉。

腹针：鸠尾、中脘、关元。

点灸：膈俞、胆俞、风府、丰隆、鸠尾、大横、涌泉。

刺络：心俞。

埋针：厥阴俞、肝俞（双侧交替）。

治疗经过　先针水沟，不留针，然后针刺其余穴位，留针20分钟，出针后点灸，每穴2壮，灸后刺络放血，最后俞穴埋针，每次2穴，再次埋针选对侧。以上方为主治疗，每周2～3次。

二诊：2020年11月25日，患儿流涎明显减少，言语较前清晰，记忆力差，眠差，入睡难，易醒，仍有双上肢的重复动作，家长诉有重复思维，经常说"我又想了"（游戏中的场面和情节）；舌红，苔白厚，脉滑。补充强迫症诊断。

处方

舌针速刺：心、聚泉。

体针：百会、头维、水沟、廉泉、外关、足临泣、三阴交。

腹针：鸠尾、中脘、关元、大横。

精灸：风府、腰奇、鸠尾、中脘、大横、悬钟、涌泉。

刺络：心俞。

埋针：神堂、魂门（双侧交替）。

治疗经过　先舌针点刺不留针，体针、腹针针刺后留针20分钟，出针后精灸上述穴位，每穴2壮，灸后刺络放血，最后埋针治疗，每次2穴，再次埋针选对侧。以上方为主治疗，每周2～3次。同时嘱患儿多活动脚趾或行脚底刺激按摩，以减少强迫思维。

三诊：2021年1月9日，患儿无流涎，言语较前清晰流利，用词较前增多，与人交流增多，肢体重复动作减少，未再诉"我又想了"，记忆力差，睡眠差，入睡难，易醒；舌红，苔白，脉滑。2020年12月

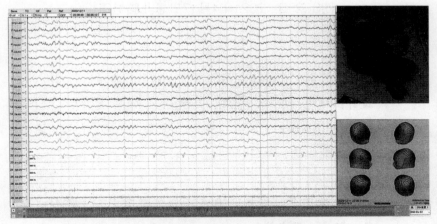

图3-2-2　2020年12月15日患儿脑电图

15日查脑电图提示异常放电有减少（图3-2-2）。处方在11月25日方基础上针刺加四神聪，埋针厥阴俞、阳纲，余不变。治疗频次减少为隔3～4天1次。

四诊： 2021年4月17日，患儿已无双上肢重复动作，言语较前清晰，能较清晰叙述一句话，记忆力稍改善，夜间睡眠差，入睡难，易醒；舌红，苔白，脉滑。脑电图提示放电较2020年12月15日减少（图3-2-3）。

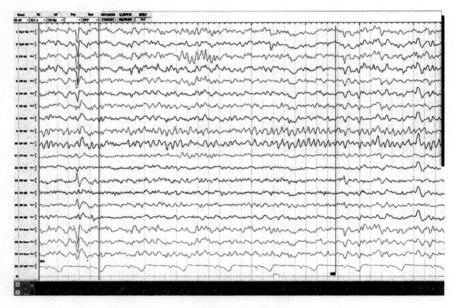

图3-2-3　2021年4月17日患儿脑电图

处方

体针：百会、印堂、头维、廉泉、四关、丰隆。

腹针：鸠尾、中脘、气海、大横。

精灸：1月9日方（风府、腰奇、鸠尾、中脘、大横、悬钟、涌泉）加胆俞、命门。

刺络：三焦、心俞。

埋针：厥阴俞、肝俞、俞府（双侧交替），（耳针）心、肾、肝（双耳交替）。

治疗经过　体针、腹针针刺后留针20分钟，出针后精灸上述穴位，每穴2壮，灸后刺络放血，最后埋针治疗，留针2～3天。以上方为主治疗，每周1次。

五诊： 2021年7月8日，患儿言语清晰，偶有个别字吐字不清，能正常与人交流，睡眠有改善，舌淡红，苔薄白，脉滑。

处方

针刺：头维、印堂、角孙、水沟、承浆、鸠尾、大横、中脘、关元、外关、足临泣、三阴交。

精灸：风池、翳风、四花穴［膈俞（双）、胆俞（双）］、肾俞、命门、中脘、滑肉门、气海、关元、涌泉。

刺络：心俞。

埋针：神堂、阳纲。

耳穴埋豆：心、肝、脾。

嘱继续多活动脚趾及脚底刺激按摩。频次为7～9天治疗1次。复查脑电图放电减少。

按语　符文彬教授认为本案患儿以风痰瘀蒙蔽心神，心神失控为病机，与督脉、心、肝、肾有关，治以醒神开窍，祛风化痰，采用"一针二灸三巩固"的整合针灸治疗方案提高疗效，即将针刺、艾灸、刺络放血、埋针根据辨证结合使用的针灸治疗处方，较单一针灸治疗起效快、疗效持久。

"一针"即常规针刺，督脉入络脑，癫痫病位在脑。《素问·骨空论》曰："督脉为病，脊强反折。"针刺选督脉百会、印堂、水沟、廉泉开窍醒神；结合任脉鸠尾、中脘、关元，通调任督气血，"鸠尾治五般痫"；中脘、大横有健脾理气化痰之功；头维安神定志；太溪补肾以滋水涵木；内关、阳陵泉调护心胆、定神志。患儿二诊强迫症状明显，符文彬教授认为强迫与心、胆有关，"心为君主之官""胆主决断"，外关、足临泣为八脉交会穴，两穴配合可通调三焦气机，畅达少阳精气。三阴交为肝、脾、肾之交会，有补肾调肝安神之功。"心开窍于舌"，舌针加强醒脑之功，同时改善言语功能。三诊加四神聪改善记忆功能。四诊主诉睡眠差，以疏肝调神、理气豁痰开窍为治则，合谷配太冲疏肝，气海理气，丰隆化痰。五诊时症状基本改善，脑电图结果提示放电较前减少，颞叶仍可测到尖波，颞叶在头皮投射区域即胆经循行部位，继以开窍醒神、理气化痰兼调节心胆为法，选用外关、足临泣、角孙。

"二灸"即艾灸疗法，本文为"精灸"疗法。《灵枢·官能》云："针所不为，灸之所宜。""精灸"技术是符文彬教授在继承司徒氏灸的基础上，根据自身多年临床经验积累和总结，所创新提出。本案取四花穴疏肝理气，风府、丰隆祛风化痰，鸠尾定痫，大横理气，涌泉引火归元以安神。二诊腰奇为经外奇穴，补肾、滋水涵木，配合悬钟补肾填精益髓。四诊加命门温阳补肾、引火归元，胆俞疏肝定痫。五诊风府换为风池，继续息风，配合翳风疏风通络、通关利窍。四花穴疏肝利胆，大横换为滑肉门健脾化痰，肾俞、命门、气海、关元补肾填精益髓、滋水涵木。

"三巩固"即埋针巩固疗效，提高远期效应，防止复发。一诊厥阴俞、肝俞埋针延续疏肝、宁心调神的作用。二诊神堂、魂门同理。三诊厥阴俞、阳纲宁心安神，加强"胆主决断"功能。四诊厥阴俞、肝俞、俞府，疏肝、安神基础上，兼补肾。五诊神堂、阳纲同理。

（张光彩）

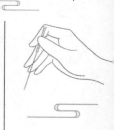

第四章

五官科病症

第一节　突发性耳聋

·病例1·

患者胡某，女性，36岁，于2021年11月30日就诊。

病史摘要　患者因"突发右耳听力下降半月"入院。刻下症见：右耳堵塞感，伴右耳听力下降、间歇性耳鸣，无耳痛，无耳部流脓流水，无头痛，无恶心呕吐，无胸闷不适，无咳嗽咳痰，无恶寒发热，纳可，睡眠一般；舌淡暗，苔白，脉弦数。查体：外耳道无异常分泌物，听力粗测有障碍，双耳廓无畸形，乳突区无红肿、无压痛，双侧外耳道尚干洁，无充血、水肿，双侧鼓膜完整，标志尚清；双侧腋下、太冲穴压痛明显。辅助检查：纯音测听（2021年11月25日，海南省人民医院），右耳125、250、500、1 000、2 000、4 000、8 000（单位：Hz）气导听阈依次为45、55、65、75、70、60、80（单位：dB）；左耳听力大致正常，语音测试，左耳单词识别评分（WRS）100%-25 dB，右耳WRS 30%-100 dB；耳音发射（f2）右耳全部听阈均未引出；左耳全部听阈均引出。中耳、内耳及乳突MRI（2021年12月4日）示：①右侧面听神经周围小血管骑跨，请结合临床；②右侧上颌窦及双侧筛窦少许炎症。

西医诊断　①突发性聋（右，平坦型）；②感音神经性听觉丧失（左，高频型）。

中医诊断　暴聋（肝郁气滞证）。

治则　疏肝解郁，理气通窍。

处方

体针：百会、印堂、水沟、内关、听会。

腹针：中脘、下脘、气海、关元。

艾灸：风池、颈百劳、听宫、听会、天突、中脘、涌泉、肺俞、心俞、肾俞。

皮内针：神堂、肝俞。

刺络：大椎、厥阴俞、三焦俞。

治疗经过 采用"一针二灸三巩固"的治疗原则，取卧位针刺上述穴位，平补平泻，留针30分钟；再做灸法，每穴3壮；后皮内针巩固治疗，留皮内针2天；而后刺络。每天治疗1次（皮内针隔天1次），治疗3天后右耳堵塞感明显减轻，右耳听力稍改善，后继续治疗。

按语 暴聋系指耳内骤感胀闷堵塞，听力急剧下降的急性耳病；多为单耳患病，亦可为双侧。本证发病，多由外感风温毒邪，侵袭胆经，阻滞经气，致耳窍闭塞不通；或因情志过极，肝郁化火，肝失疏泄，郁而化火上窜清窍；或脾胃蕴热，痰火内生，上壅清窍；或气滞血瘀，闭阻耳窍、致耳窍闭塞不通听力剧降，发为暴聋。现代医学中，某些急性听力减退或丧失的病症以及癔症性耳聋等可归入本证范畴。认为其发病可能与病毒感染、内耳供血障碍或血管功能障碍有关，多由紧张、劳累、忧虑、生气等因素诱发。

符文彬教授除了重视现代辅助检查手段，对中医查体同样重视，本病患者双侧腋下压痛，"肝有邪，其气留于两腋"，加之太冲穴也有压痛，说明本案患者病症与肝胆关系密切。《景岳全书·杂证谟·耳证》曰："耳聋诸证……气闭者，多因肝胆气逆，其证非虚非火，或因恚怒，或因忧郁，气有所结而然。"本案患者系中年教师，因平素熬夜、精神压力、工作负荷，情志不畅，肝失疏泄，诱发本病。"凡有所忿怒过度，则动少阳胆火。"胆为"中精之府"，中正之官，足少阳胆经"起于目锐眦，上抵头角，下耳后"，其支者还有"从耳后，入耳中，出走耳前"，故胆气调畅，精气上输，则耳脉经气畅通，耳窍清灵，故有"耳病实则少阳"之说。肝胆相表里，肝失疏泄，肝郁化火，上扰耳窍致耳鸣、耳聋等发生。由此，符文彬教授认为，本病当以疏肝解郁，理气通窍。百会属督脉，居人体头部正中最高点，乃诸阳之会，与脑密切相关，针刺该穴可提神醒脑，印堂为督脉循行线上的经外奇穴，刺之可推动督脉气血运行、畅达气机。内关穴是调节情志的要穴，如《针灸甲乙经》云："心澹澹而善惊恐，心悲，内关主之。"听会属胆经，用以泻胆火，通络聪耳。引气归元培补后天以滋养先天通少阳经脉之气。艾灸风池、颈百劳、听宫、听会以疏通颈项部气血；天突以利咽；中脘、涌泉补中气、肾气；肺俞、心俞、肾俞调理肺、心、肾三脏。刺络大椎、厥阴俞、三焦俞能有效祛除淤积于经络的离经之血，促进局部经络畅通和气血的运行。皮内针埋针神堂、肝俞外散心室、肝脏之热，宁心安神，可以维持且巩固疗效。

（王婧）

• 病例2 •

患者张某，女性，32岁，于2021年12月11日初诊。

病史摘要 患者3个月前因感冒后出现右耳听力下降，曾在海南省人民医院予激素冲击治疗，症状无明显改善。现症见：右耳听力下降，偶有耳鸣，呈虫鸣，声音较大，耳部有堵塞感，无耳后、耳周疼痛，纳可，梦多，便秘；舌淡暗，苔腻微黄，脉滑细。有慢性咽炎、鼻甲肥大、颈椎病病史。查体：穴位敏感，太冲（右）、极泉（左）、三焦俞、肾俞压痛明显。

西医诊断 突发性耳聋。

中医诊断 暴聋（痰瘀化热证）。

治则 健脾化痰，活血化瘀，兼以清热。

☞ 处方

运动针刺：听宫（右）。

体针：太冲（左）、阳陵泉（右）、内关（右）、外关（双）、百会、印堂、水沟、翳风（右）、太溪（右）。

腹针：引气归元。

精灸：风池、颈百劳、翳风、听宫、听会、肺俞、心俞、肾俞、中脘、天突、悬钟、涌泉。

刺络：大椎、厥阴俞、三焦俞。

埋针：神堂、肝俞（双侧交替）。

治疗经过 先长针针刺听宫，嘱患者堵住健侧耳朵，边行针边令患者尽量用患侧听声音；而后针刺其他穴位，平补平泻，留针30分钟；再做精灸，每穴2壮；而后刺络放血；最后皮内针巩固治疗，每次埋针单侧，再次治疗时选对侧。每周治疗2～3次。

按语 符文彬教授认为突发性耳聋与病毒感染、工作压力大等因素有关。临床上治疗取穴以耳部循行经络三焦经、小肠经、胆经为主，百会、印堂、水沟属督脉，乃诸阳之会，与脑密切相关，治疗时先以棉球堵住健侧耳朵，针刺听宫穴时可用三寸长针向下向内深刺，注意针下感觉，进针宜慢，相当于运动疗法。针刺该穴可提神醒脑。引气归元培补后天以滋养先天，通少阳经脉之气，配以听宫、听会交替使用疏通局部气血。内关、阳陵泉相配，内关为心包经穴位，《灵枢》中有"肾开窍于耳"的说法，可通血络，"疾高而外者，取阳之陵泉"，两者相配治疗头面五官疾患。华佗在《中藏经》中提出"腋下与肝相关"，取太冲，肾开窍于耳，取太溪。耳部为三焦经循行部位，取外关疏利三焦经气血。神堂、肝俞埋针巩固疗效。灸后选大椎、厥阴俞、三焦俞刺络，一则防灸后上火，二则泻脏腑有余之火。

（韩秋琼）

·病例3·

患者李某，男，49岁，于2021年4月17日就诊。

病史摘要 患者洗澡时突发右耳失聪，时伴耳鸣，无眩晕、呕吐等症状，2天后未见明显缓解，遂于2021年4月14日至外院住院检查，乳突CT未见明显异常。听阈测试提示左耳听阈基本正常，仅8 000 Hz频率下听力轻度受损（20～30 dB）；右耳在掩蔽噪声干扰情况下所有频率均呈现极重度听力损失；其中在 250～1 000 Hz 段表现为下降型；1 000～8 000 Hz 段表现为上升型。全频率平均听力下降≥81 dB，右耳骨传导曲线与气传导曲线一致，气传导损伤＞骨传导损伤。纯听阈测试提示右耳全聋。当地医院怀疑病毒感染导致，予以抗病毒治疗4天后，患者耳聋症状改善不明显，遂至门诊就诊。刻下症见：右耳失聪，伴耳鸣，右耳胀闷感，偶有右耳耳周麻木感、蚁行感等，无眩晕、头目昏沉，无重听感，无口眼歪斜、面部麻痹感；平素无情绪紧张、焦虑，纳眠可，二便正常；舌暗淡有齿印，苔黄腻，脉沉细无力。查体：双侧耳郭对称无畸形，无牵拉痛，外耳道干洁，皮肤无红肿，鼓膜完整；眼球各方向活动良好，双眼水平眼震阴性、垂直眼震阴性，双侧额纹、鼻唇沟对称；右侧听力下降，韦伯试验示音响稍偏向左侧；施瓦巴赫试验示右耳传导时间稍短于左耳；闭目难立征阴性；耳前、耳后、颌下、锁骨下淋巴结均未触及明显肿大淋巴结或肿物。

西医诊断 突发性耳聋（右耳，感音性耳聋，全频下降型）。

中医诊断 耳聋（肾虚痰湿证）。

治法 补肾填精，化痰除湿。

处方

体针：阳陵泉（双）、照海（双）、内关（双）、百会、印堂、听会（右）。

腹针：滑肉门（双）、中脘、下脘、气海、关元。

精灸：翳风（双）、风门（双）、肺俞（双）、阴陵泉（双）、悬钟（双）、足窍阴（双）、涌泉。

发泡灸：听会（双）、心俞（双）、四花穴、肾俞（双）、命门、中脘、下脘、气海、关元，各2壮。

刺络：大椎、肝俞（双）、三焦俞（双）。

皮内针：厥阴俞（双）、阳纲（双）/神堂（双）、魂门（双）（两组穴位交替）。

治疗经过 常规皮肤消毒，按上述穴位，快速进针后辅以提插捻转等行气手法加强气感，留针约30分钟，后按压穴位出针，避免局部渗血；然后取万花油少许涂抹于精灸及发泡灸穴位处，取手工制作底面直径约1 mm、高约2 mm小艾炷置于穴位上，以线香点燃，待患者有灼热感时即取走艾炷为1壮；发泡灸者则待患者有灼热感时提捏局部皮肤减轻疼痛，待艾炷燃尽后局部起黄褐色无菌性水泡，用万花油涂抹局部为1壮；灸毕，局部皮肤消毒，取7号注射针头于刺络穴位速刺局部皮肤，使其局部少许渗血后加火罐增加负压辅助放血，持续约10秒后起罐，擦拭表面血渍并消毒；最后埋针治疗，局部皮肤消毒，用无菌止血钳取华佗牌0.22 mm×5 mm一次性皮内针沿脊柱方向斜刺进入所取穴位，用抗过敏敷贴覆盖，嘱患者勿刻意搔抓埋针处，维持2天后可自行摘除敷贴及皮内针。每周治疗2次，平均每3天治疗1次。二诊（6月2日）时患者诉右耳听力稍恢复，耳鸣同前，予加水沟、承浆针刺，加灸滑肉门。三诊（7月30日）时患者自觉右耳听力障碍明显缓解，遗留少许耳鸣。

按语 突发性耳聋在中医属于"暴聋""卒聋""风聋""厥聋"等范畴，中医学认为，暴聋可分为虚、实两种类型，其中实证暴聋多由外感六淫邪气，七情内伤，气滞血瘀经脉不通所致；而虚证耳聋则多因先天禀赋不足或脏腑虚弱，气血不足无以濡养耳部经脉所致。其中暴聋病名最早见于《黄帝内经》："少阳之厥，则暴聋。"耳部主要有手太阳小肠经、手少阳三焦经及足少阳胆经三条经络循行经过。本病病位在耳，与手足少阳经相关，与心、肾、胆、三焦等脏腑功能密切相关。因此符文彬教授提出治疗突发性聋应从心、胆、肾论治为主。取听会、翳风疏调耳部手足少阳经经气，起聪耳启闭之功效。"心主神明""主不明则十二官危"，故取内关、心俞温通心脉；取阳陵泉、悬钟疏通少阳经气，祛耳窍经脉之瘀；取肾俞、命门、照海、涌泉合用以补肾通窍。结合患者素体肾虚湿浊瘀阻体质，取中脘、下脘、气海、关元、滑肉门健脾化痰；取风门、肺俞、阴陵泉"开鬼门，洁净府"以祛湿化浊；取四花穴总体调和阴阳气血；取百会、印堂、内关、阳陵泉醒脑调神；取足窍阴、涌泉理气安眠。此外，结合海南地区湿热较甚之气候特点，灸后取大椎、肝俞、三焦俞以泄手足少阳有余之阳气以期阴平阳秘。患者久病必虚，久病必郁。皮内针埋刺于肌肤腠理之间，有"停针久留，静以待之"的作用，可起持续刺激以补虚调气的作用，故取厥阴俞、神堂/阳纲、魂门以疏肝调神、巩固疗效。

（梁超）

·病例4·

患者陈某，女性，41岁，于2021年1月23日初诊。

病史摘要 患者于两天前与人强烈争执后，自感右耳听力有所下降，未太在意，逐渐出现耳内偶有响声，伴有头痛、眩晕，遂来就诊。初诊症见：面红目赤，口苦咽干，烦躁不安，胁肋部胀痛，夜寐欠安，大便秘结，小便色黄；舌红苔黄，脉弦数有力。无食物、药物过敏史。纯音测听2个连续频率听力值分别是38 dB、40 dB。

西医诊断 突发性耳聋。

中医诊断 暴聋（肝火上扰证）。

治则 清肝泻火。

处方

体针： 后溪、照海、内关、百会、水沟、耳门（深刺）。

精灸： 风池、心俞、胆俞、引气归元、悬钟、涌泉、耳门/听宫/听会（交替使用）。

刺络： 心俞、肝俞、三焦俞。

埋针： 神堂、阳纲。

中药： 龙胆泻肝汤+磁石。龙胆草10 g，栀子15 g，黄芩15 g，柴胡10 g，生地黄15 g，车前草10 g，泽泻5 g，甘草5 g，当归5 g，磁石15 g，4剂，水煎服，每天1剂。

146

治疗经过 以上方为主治疗，每周2次。治疗3次后纯音测听检测值均提高15 dB；听力下降、耳鸣症状明显减轻。间断服药2个月后纯音测听检测值正常，偶有耳鸣发作。

按语 中医学认为，暴聋多由外感邪毒，上犯耳窍，或脏腑失调，气血瘀滞耳窍所致；以发病急，病程短，骤发单侧或双侧耳聋，或伴耳鸣、眩晕等症为主要表现；因发病骤然，故称为"暴聋"。本病的发病率近年有增加的趋势。西医学认为，本病的发病与耳部微循环障碍或病毒感染有关。一旦确诊，应及早治疗，因此治疗上可以在调理气机、补益脏腑的基础上，结合活血化瘀之法以求速效。符文彬教授认为本案患者因与他人有过争执，证属肝阳上亢，取用耳门穴疏通局部气血，百会、水沟、内关镇静安神，八脉交会穴后溪、照海专治耳部疾患、调补阴阳。精灸相关背俞穴心俞、胆俞，以疏肝利胆稳心；合以引气归元，以后天之精濡养先天之精、通调阴阳；风池以驱散风邪；肝肾同源，悬钟、涌泉调补肝肾兼安神，配以耳门、听宫、听会交替使用疏通局部气血。恐灸后助热，加之患者肝火上扰故在相关背俞穴心俞、肝俞刺络放血泻有余之心、肝火，三焦俞通调上焦、中焦、下焦，三焦俞刺络可泻头面五官之火。最后，埋针巩固治疗，以期尽快恢复听力。符文彬教授亲自示范讲解耳门的扎法，应选用2寸的长针，双手持针，从耳门穴刺入皮肤后，斜向上缓慢刺入，如碰到阻碍，不要盲目进针，新手可停止进针，待熟练后可稍退出复在周围探刺进针，此耳前三穴即耳门、听宫、听会，均不可提插，少捻转。

（王婧）

第四章

五官科病症

147

第二节　视神经萎缩

病例

患者谢某，男性，49岁，于2020年1月3日初诊。

病史摘要　患者因"双眼渐进性视力下降4月余"入院。刻下症见：双眼视物不清，胃脘部胀满，无眼红眼痛，无眼球转动痛，无闪光感等，易怒，食欲如常，睡眠差，大便正常，小便频数，无畏寒怕冷；舌淡红，苔薄黄，脉弦。查体：心率56次/min，呼吸20次/min，血压96/64 mmHg；神志清晰，气平，发育正常，营养良好，体形中等，精神可，眼睑正常，眼球正常，眼球活动自如，结膜正常；无巩膜黄染，双瞳孔等圆、等大，双眼瞳孔对光反射灵敏；脊柱正常，四肢正常，双下肢无水肿；生理反射存在，病理反射未引出。海南省中医院眼科裂隙灯及检眼镜检查结果提示视神经萎缩。

西医诊断　①右眼视神经萎缩；②双眼正常眼压性青光眼。

中医诊断　暴盲病（心肾不交）。

治则　交通心肾。

处方

速刺：风池、天柱。

体针：鱼腰、四白、廉泉三针［廉泉、廉泉旁（双）］、太渊。

腹针：鸠尾、中脘、关元。

精灸：颈百劳、肺俞、四花穴、肾俞、命门、涌泉、引气归元。

刺络：心俞、厥阴俞。

埋耳针：心、肝、肾（双耳交替）。

中药：交泰丸+杞菊地黄丸。黄连3g，肉桂（焗服）0.6g，枸杞15g，菊花10g，山茱萸20g，山药15g，熟地黄15g，牡丹皮10g，泽泻5g，茯苓15g，7剂，水煎服，每天1剂。

　　治疗经过　取坐位速刺上述穴位，留针10分钟；出针后取卧位行普通针刺，留针30分钟；出针后行精灸治疗，每穴2壮；精灸结束后行穴位刺络放血；最后埋耳针巩固疗效，每周2次，双耳交替。治疗当天诉睡眠改善，住院2周后转门诊治疗，治疗1个月后患者诉视物较前清晰。

　　按语　视神经萎缩在中医中属于"青盲"范畴，如《针灸甲乙经》所述"青盲，远视不明""青盲，无所见"，指出了视功能障碍这一临床表现。中医学认为青盲主要是由目系气、血、精的衰微或是气血不畅，致使目系失去荣养导致。病位在目系，与督脉、膀胱经、胆经及三焦经有关。

　　视神经萎缩是内层视网膜神经元、神经节细胞及其轴突大范围受损出现的神经退行性改变。常见的影响因素可包括炎症、青光眼、缺血、外伤及肿瘤压迫等。常规治疗旨在营养视神经，恢复神经活性，或阻止神经受到进一步的损害，来保存或提高患者视功能，但疗效甚微，无法阻止患者视功能的下降。

　　针刺睛明穴是教科书对视神经萎缩治疗的记载，但此法对操作要求极高，针刺容易造成眼底下毛细血管破裂出现黑眼圈，影响面容，患者接受度低，实际上临床该穴针刺极少。符文彬教授认为本案患者夜尿频，情绪急躁易怒，眠差，应以交通心肾兼滋阴清热为主，因此选用交泰丸+杞菊地黄丸。风池是手、足少阳经与阳维脉、阳跷脉的交会穴，天柱"通项入于脑"，两者联合可直达病所。鱼腰、四白为局部取穴，鱼腰为经外奇穴，主治眼部疾病，另外对应眼针中"肾"区，两者可滋肾明目。廉泉三针、鸠尾起到调节情绪、安神定志作用，中脘健脾，通过后天补益先天之精，联合关元、太渊加强滋补肾精之功。精灸命门、引气归元、肾俞为加强补肾壮阳作用，肺俞、四花穴共奏疏肝理气、活血化瘀之功。颈百劳为经外奇穴，对脑部供血有调节作用，从而改善眼部血液循环，最后灸涌泉引火归元，同时改善睡眠。灸后予心俞、厥阴俞刺络，泻有余之心火。耳针巩固治疗，同时通过刺激耳部迷走神经改善睡眠。

（张光彩）

第三节 糖尿病眼肌麻痹

◆

病例

患者陈某，女性，58岁，于2015年12月11日初诊。

病史摘要 患者因"右眼睑下垂3天"入院。刻下症见：右眼睑下垂，无肢体麻木、乏力，无晨轻暮重，无饮水呛咳，无吞咽困难，二便调，纳寐可；舌淡红，苔薄白，脉细弱。查体：体温36.2℃，心率88次/min，呼吸20次/min，血压140/90 mmHg；意识清楚，查体合作，巩膜及全身皮肤无黄染，咽未充血，扁桃体无肿大，浅表淋巴结未触及；胸廓对称，双肺呼吸音清，未闻及干湿啰音，心界无扩大，心率88次/min，律整，各瓣膜听诊区未闻及病理性杂音；腹平软，脐下可见一道长约8 cm陈旧手术瘢痕，瘢痕愈合良好，无压痛，肝脾未触及，肠鸣音4次/min，肾区无叩击痛，双下肢无浮肿；对答合理，双侧瞳孔等大、同圆，对光反射灵敏，眼球运动无异常，双眼无眼震，右眼睑下垂，眼裂变小，左1 cm，右0.5 cm；疲劳试验阴性，左眼睑上抬有力；双侧鼻唇沟对称，伸舌居中，无舌肌萎缩及震颤，双腭弓上抬有力，双侧咽反射灵敏；颈无抵抗，四肢肌力5级，四肢肌张力正常；四肢腱反射减弱，双侧巴宾斯基征阴性；深感觉未见异常。辅助检查：谷草转氨酶52 U/L，肌酸激酶1360 U/L，肌酸激酶同工酶35.9 U/L，乳酸脱氢酶253 U/L，α-羟丁酸脱氢酶209 U/L，血糖12.5 mmol/L，超敏C反应蛋白4.8 mg/L，血常规、离子、肌钙蛋白Ⅰ正常。2周后复查，谷草转氨酶44 U/L，肌酸激酶同工酶36.4 U/L，肌酸激酶941 U/L，α-羟丁酸脱氢酶205 U/L，红细胞沉降率48 mm/H；β-绒毛促性腺激素4.81 mU/mL；糖类抗原三项、餐后血糖、肾功、血脂、风湿三项、输血四项正常。心电图示：①窦性心律；②心电图未见异常。胸部X线片示：①老年性心肺改变；②右上腹小气液平面。胸部CT考虑左肺下叶纤维硬结灶。螺旋CT（头颅）示两侧基底节区腔隙性脑梗死，轻度脑萎缩。

西医诊断　糖尿病眼肌麻痹。

中医诊断　睑废（脾胃虚损证）。

治则　补气健脾和胃。

处方

体针：印堂、百会、四白、内关、太冲、鱼腰、天柱（速刺）。

腹针：引气归元。

精灸：阳白、四白、太阳、阳陵泉、肺俞、膀胱俞、脾俞、至阴。

刺络：大椎。

埋耳针：肺、胃、脾（双耳交替）。

中药：补中益气汤加柴胡。黄芪30 g，白术15 g，陈皮5 g，升麻15 g，柴胡10 g，人参15 g，当归10 g，炙甘草5 g，4剂，水煎服，每天1剂。

治疗经过　速刺天柱，行手法后不留针；取仰卧位针刺体针组穴位，留针30分钟；取针后行精灸，每穴2壮；精灸后刺络放血，双耳交替埋耳针，耳针留针2天，以上方案针灸治疗，1周治疗3次。治疗1个月后，患者右眼睑上抬明显有力，眼裂基本恢复正常水平。

按语　糖尿病眼肌麻痹是由糖尿病神经病变引起的眼肌麻痹；多见于老年人；发病急剧，多为单侧动眼神经损害，其次为展神经、三叉神经等；少数为两侧动眼神经或多发性脑神经损害，甚至反复发生；多有糖尿病史，查血糖升高可明确诊断。本病当属中医学中"睑废"的范畴。睑废系指上胞下垂较为严重的病症。《目经大成》卷二："此证……只上下左右两睑日夜长闭而不能开，攀开而不能眨……以手拈起眼皮，方能视。"后天性的眼睑下垂多因脾弱气虚、脉络失和，风邪客于胞睑所致，常发生于单侧。其症状是上睑肌肉无力，不能开大睑裂，常需抬头皱额以帮助视物。该病病位在脾胃，与足阳明经、足太阳经关系密切。

符文彬教授认为，上睑为足太阳之目上纲，脾主肌肉，根据上病下取的原则，应重视足太阳经及脾经的作用，故针刺天柱，局部取穴鱼腰，精灸膀胱俞、脾俞、膀胱经井穴至阴。针刺引气归元健脾和胃。胆经经络循行亦与眼睛相关，故取太阳、阳白。"目为肝之窍，心之使"，故针刺太冲、内关。肺主气，故灸肺俞升提气机。《素问·离合真邪论》曰"静以久留"，皮内针是在古代针灸的基础上发展而来的一种新型的针刺方法，可持久刺激皮部，调整经络脏腑功能，有效地延长治疗时间，提高临床疗效，减少复发。耳穴埋针肺、胃、脾以起到巩固、延长疗效的作用。符文彬教授重视补阳，重用灸法，《素问·生气通天论》云"阳气者，精则养神，柔则养筋""正气存内，邪不可干"，灸法本有激发人体正气、增强脏腑功能、培补后天以滋养先天之用。符文彬教授认为，人靠元气而生，元气本于阳，因此阳虚是很多疑难病的本质。本案选择在眼睛局部施灸，意在鼓动眼部周围阳气，有温经通络、升举阳气等作用。脾主肌肉，当予《脾胃论》中补中益气汤，用大剂量黄芪辅以人参、白术、当归等，合柴胡、升麻补气升提举陷，以治其本。针药并施，振摄睑废，标本兼顾。

（冯琦钒）

第四节　痛性眼肌麻痹综合征

病例

患者吴某，男性，50岁，于2020年6月30日初诊。

病史摘要　患者因"左侧眼睑下垂20余天"入院。入院症见：神清，精神可，左侧眼睑下垂，无头晕头痛，无胸闷胸痛，无腹痛腹胀，纳眠可，二便正常，近期体重无明显变化；舌淡红，苔白，脉细。查体：体温 36.3℃，心率92次/min，呼吸20次/min，血压131/91 mmHg；神志清晰，气平，发育正常，营养一般，体形中等，精神可，正常面容，表情自然，步入病区，自主体位，对答切题，查体合作；呼吸平稳，口齿清晰；全身皮肤黏膜无黄染，全身浅表淋巴结无肿大；头颅无畸形；左侧眼睑下垂，左侧眼球向内、向上、向下运动障碍，右眼球运动正常，结膜正常；无巩膜黄染，左侧瞳孔直径4 mm，右侧瞳孔直径3 mm，形状正常，左侧瞳孔直接、间接对光反射消失，右侧瞳孔对光反射正常；气管居中，左侧甲状腺部位Ⅰ度肿大；胸廓对称，外形正常，无胸骨压痛；双侧呼吸运动对称，肋间隙正常，语颤正常，双肺呼吸音清，未闻及啰音，无胸膜摩擦音；心前区无隆起，心浊音界无明显扩大，心率92次/min，律齐，无杂音；脊柱正常，四肢正常，双下肢无水肿；生理反射存在，病理反射未引出。辅助检查（2020年6月20日，海南医学院第一附属医院）：颅脑增强MRI示，左侧海绵窦增厚，环形强化，多为炎症病变并左小脑膜及颞叶硬脑膜炎性明显强化；眼眶CT平扫未见明显异常；甲状腺彩超示甲状腺左叶多发结节，TI-RADS 3类，考虑结节性甲状腺肿（部分合并囊性变）；脑脊液常规示无色，透明，蛋白定性弱阳性，脑脊液白细胞计数 5×10^6/L，脑脊液红细胞 0～2/HP；脑脊液生化示葡萄糖3.42 mmol/L，微量蛋白定量506.2 mg/L，氯116.3 mmol/L，乳酸脱氢酶21 U/L；同步血糖8.15 mmol/L；同步电解质正常；脑脊液涂片未见异常。

西医诊断 痛性眼肌麻痹。

中医诊断 睑废（脾胃亏虚证）。

治则 补脾益气，健运升清。

处方

体针：阳白、太阳、四白、鱼腰、足三里、阳陵泉、内关、申脉。

精灸：中脘、气海、滑肉门（双）、隐白、至阴、天柱、天髎、身柱、肺俞、脾俞、心俞、肝俞。

刺络：三焦俞、大椎。

大灸：后项部、督脉。

埋针：心、肝、脑。

治疗经过 取卧位体针上述穴位，留针30分钟，平补平泻，针刺后精灸以上穴位，每穴灸2壮；精灸结束后行穴位刺络放血；最后双耳交替埋耳针。1周治疗5次。大灸每天2次，每次40分钟，分上下午进行。治疗2个月后，患者左眼睑下垂、眼球活动受限完全正常。

按语 痛性眼肌麻痹类似于中医学的"风牵偏视""睑废病"，多因脾虚痰聚，复感风邪，风痰结聚，阻滞经络，气血不行，致筋肉失养而弛缓不用。病位在脑，与督脉、任脉、心经、膀胱经等相关。

痛性眼肌麻痹是一种海绵窦及其附近的非特异性慢性炎症，以眼球后剧痛和眼肌麻痹为其特点，又称痛性眼肌麻痹综合征、托洛萨-亨特综合征。痛性眼肌麻痹是海绵窦炎眼肌麻痹的一种形式，但仅少数病例得到病理证实。第Ⅲ、Ⅳ、Ⅵ对脑神经或其起始部的神经细胞损伤导致眼肌麻痹。痛性眼肌麻痹对皮质激素的治疗反应较好，但有复发倾向。各年龄段均可发病，男、女发病率相似。

符文彬教授重视补阳，重用灸法。《素问·生气通天论》云："阳气者，精则养神，柔则养筋。"阳气可鼓动十二经脉气血循环不休，在人体的生命活动中具有主导的地位，其可固卫体表，濡养宗筋，维持脏腑功能。符文彬教授认为：人靠元气而生，元气本于阳，因此阳虚是很多疑难病的本质。

灸法重在补阳，有温经通络、升举阳气、化痰活血等作用。本案大艾条重灸督脉、后项部，督脉、后项部相应以通阳调气，填精益髓，大补阳气，使脑有所充，神有所养，从而纠正该患者阳虚本质。本案针刺阳白、太阳、四白、鱼腰，少阳经脉循行于头颞侧至目外眦，阳白、四白、鱼腰疏风散邪，通络止痛。辅以经外奇穴太阳，太阳穴本身即主眼疾，又位于手足少阳经脉的交接处，可确保二经连接通畅，而达"通则不痛"之目的；配以足阳明经之四白以及阳白、太阳、鱼腰等眼周诸穴，鼓舞三阳经气，活运眼周气血使眼肌得复；申脉为膀胱经穴，阳跷脉所生之地，司眼睑之开合，足太阳膀胱经，太阳为巨阳，行身之后，主筋脉所生病；阳陵泉、内关，内关为心包经络穴，心包经代心受邪，故"心手少阴之脉，起于心中……其支者，从心系上夹咽，系目系"，故内关穴可用于治疗目系疾病；阳陵泉为足少阳胆经腧穴，有舒筋活络之功，两者合用可促进眼睑开合，也是符文彬教授"心胆论治"的经典体现。针刺从大处调整阴阳、气血，而灸法则能激发人体正气，活血通络，润泽筋经。符文彬教授选用其独创精灸，补阳不伤阴，灸时短，灸力足。穴取中脘、气海、滑肉门（双）、隐白、至阴、天柱、天髎、身柱、肺俞、脾俞、心俞、肝俞。《灵枢·官针》曰："凡刺有九……四曰络刺。络刺者，刺小络之血脉也。"《灵枢·小针解》曰："宛陈则除之者，去血脉也。"可见刺络放血之法可以祛除血络之瘀滞，恢复正常气血运行。三焦俞通上焦、中焦、下焦，是上部邪热散除的通道，大椎专清人体上部之火，故采用三焦俞、大椎刺络放血法，疏泄有余之阳。耳穴埋针心、肝、脑，以延长疗效，脑为此病病位，"心主神明"配合"胆主决断"，两者沟通经络、养神定志。

（林如意）

第五节　动眼神经麻痹

病例

患者江某，男性，72岁，于2022年1月7日初诊。

病史摘要　患者因"左眼睑下垂7天"入院。刻下症见：神清，精神可，左侧眼睑下垂，眼球活动受限，视物重影，无头晕头痛，纳尚可，睡眠尚可，大小便正常。查体：神志清晰，对答切题，左眼上眼睑下垂，左眼球活动障碍，向内、向上、向下活动受限；右眼睑正常、眼球正常，眼球活动自如，结膜正常；无巩膜黄染，双瞳孔等圆、等大，双眼瞳孔对光反射灵敏；四肢肌力及肌张力均正常，生理反射存在，病理反射未引出；舌淡红，苔白，脉细。辅助检查：头颅MRI+DWI+磁共振静脉成像（2022年1月7日）示，①脑动脉硬化，②脑实质内未见急性期脑梗死，③左侧横窦及颈内静脉部分节段显示欠清，请结合临床复查。

西医诊断　动眼神经麻痹（左）。

中医诊断　胞睑病（脾胃虚证）。

治则　疏肝调神，益气健脾。

处方

体针：合谷（双）、太冲（双）、百会、印堂。

精灸：阳白、太阳、中脘、下脘、脾俞。

刺络：肝俞、心俞。

埋耳针：心、肝、眼（双耳交替）。

中药：补中益气汤加减。黄芪50 g，白术10 g，陈皮5 g，升麻10 g，人参15 g，当归10 g，炙甘草5 g，4剂，水煎服，每天1剂。

治疗经过　针刺，患者仰卧位，先针四关穴〔太冲（双）、合谷（双）〕，四穴均匀提插捻转至得气为止，再针百会，针与头皮呈30°，快速刺入头皮下，进针约0.5寸，再针印堂，提捏局部皮肤平刺，百会、印堂均采取均匀捻转，得气即止。针刺完留针，嘱患者行鼻深呼吸，直至出针。精灸，以棉签蘸取少许万花油标记穴位，将艾绒做成底面直径2 mm、高3 mm大小圆锥形艾炷放置在穴位上以线香点燃，待患者诉灼痛难以忍受时夹走，每穴施灸2壮。刺络，穴位消毒后采用注射器针头点刺出血3～5滴。埋耳针时将皮内针平刺入耳穴皮肤，后覆盖胶布固定，留针3～5天，双耳交替。以上治疗每周进行2～3次，每次40分钟。经过19天的治疗，患者眼睑下垂、视物重影、眼球活动障碍等症状均得到明显改善。

按语 动眼神经麻痹会导致眼球运动障碍，还会影响瞳孔，其症状体征包括复视、上睑下垂、眼球运动障碍等。本病在中医学中属于"胞睑病"范畴，胞睑俗称眼皮，位于眼珠前方，司眼之开合，它属于《灵枢·大惑论》中之"约束"；在五轮之中为"肉轮"；《黄帝内经》曰："脾主肌肉。"故胞睑有病时，当责之于脾。本案患者舌淡红，苔白，脉细为脾胃虚弱之象。

本案以疏肝调神，益气健脾为治疗原则。中医认为，人体脏腑经络的功能活动都是脏腑气机升降运行的具体表现，升降失调，可波及脏腑，表里内外，四肢九窍，而气机升降方面，肝的升发疏泄功能起了重要的作用，因肝处中焦，其气舒畅发泄，上通下达，旁调中州，舒畅内外，无所不至，为三焦诸脏气机升降出入之枢纽。故符文彬教授临证极为重视调肝，常以疏肝调神针法治疗各种疾病。因脾胃处于中焦，主运化水谷精微，但必依赖肝之枢调才能正常运行，只有肝气和顺，气机枢调如常，脾胃升降方得调和不病。正如《血证论》所言："盖肝木之气，主于疏泄脾土，而少阳春生之气，又寄在胃中，以升清降浊，为荣卫之转枢。"若肝失疏泄，必乘犯脾胃而为病。从经络学来说，眼球属于目系，而足厥阴肝经"……连目系，下颊里……"，手少阴心经"……上夹咽，系目系"，《灵枢·寒热病》曰"足太阳有通项入于脑者，正属目本，名曰眼系"，眼与肝经、心经、膀胱经及脑的关系密切，故治以疏肝调神，益气健脾。

本案针刺取合谷、太冲、百会、印堂。双侧合谷、太冲为四关穴，《针灸大成》曰："四关者，五脏有六腑，六腑有十二原，十二原出于四关，太冲、合谷是也。"《灵枢·九针十二原》曰："十二原出于四关，四关主治五脏。"合谷为手阳明大肠经原穴，阳明为多气多血之经，本穴具有调和气血、通经活络、行气开窍之功。太冲为足厥阴肝经原穴，为多血少气之经，具有调和气血、疏肝理气之功。两穴一阳一阴，一气一血，一升一降，相互制约，相互为用，具有调整气机、调和气血、调整机体之功。百会、印堂可通督振阳，振奋一身之阳气而开窍利脑。精灸中脘、下脘、脾俞可益气健脾，阳白、太阳可疏通眼部经络。心俞、肝俞刺络可疏理肝气，泻有余之热气。最后取耳穴之心、肝、眼埋针以巩固疗效。

（孙定炯）

第六节　眼肌无力

病例1

患者曹某，男性，50岁，于2021年6月26日初诊。

病史摘要　患者于5月20日出现左侧头部隐痛，2周后出现眼球活动受限，6月19日头痛加重，睡醒后出现左侧眼睑下垂，无疼痛，眼部有沉重感，眼球上下、内收受限，外展可，咽反射阴性，生理反射阴性，病理反射未引出，寐纳可。激素冲击治疗1周后头痛减轻，眼睑无明显改善，现仍每天口服50 mg，无基础疾病，无复视，无头晕头痛，听觉无异常。现症见：左侧眼睑下垂，无疼痛，眼部有沉重感，眼球上下、内收受限，纳寐可，二便调，舌淡，苔厚，脉滑。

西医诊断　眼肌无力。

中医诊断　睑废（中气下陷证）。

治则 补中益气。

处方

体针：天柱、内关、太冲、申脉、足三里、阴陵泉、阳白。

精灸：至阴、隐白、肺俞、脾俞、心俞、肝俞、肾俞、中脘、气海、滑肉门。

刺络：大椎、三焦。

埋耳针：心、肝、脑（双耳交替）。

中药：黄芪30 g，白术15 g，陈皮10 g，党参15 g，白扁豆15 g，茯苓15 g，苍术10 g，柴胡5 g，水煎内服，7剂，每天1剂。

治疗经过 患者仰卧位，针刺上述穴位得气后，留针30分钟；出针后行精灸治疗，每穴2壮；灸后刺络放血；最后耳针埋针，每次单耳，每周治疗3次。治疗3周后患者诉眼部沉重感减轻。

按语 重症肌无力属于中医的"痿病"范畴，眼睑下垂为重症肌无力的常见症状。古籍中称之为"睑废"，后世称之为"上胞下垂"。《医宗必读》指出："阳明虚则血气少，不能润养宗筋，故至弛纵。"脾胃为后天之本，气血生化之源。脾胃虚损，则气血不足，肌肉筋脉失于推动及濡养，故抬举无力，又脾主升清，脾虚则升举无力，故提睑无力而下垂，另脾虚则生痰，痰阻则瘀生。故治疗以补益中气，升阳举陷为原则。

根据患者症状，以局部眼外斜肌病变为主，需要考虑眼外肌麻痹，动眼外损伤，颜面肌肉、额纹对称，无脑梗死，无肿瘤，考虑海绵窦综合征。患者舌淡，苔厚，脉滑，可诊断为气虚痰浊、中气下陷，中药用补中益气汤，目上纲、眼睑与脾相关，加健脾化湿方为主。经络上与膀胱经相关，百会有升阳举陷之功，但多灸会升压，建议膀胱经热敏灸。

阳白为针刺眼周局部腧穴，可疏通局部经络。足三里为足阳明胃经合穴，是全身的强壮要穴，阴陵泉为脾经之合穴，可治疗头面五官上部疾患，足三里与阴陵泉相交，一阴一阳，健脾益气。上眼睑为目上纲，为膀胱经所主，针天柱通利入脑之膀胱经气血，取精灸膀胱经井穴至阴，配合脾经经穴隐白可升提上眼睑。申脉主眼睑之开合，太冲为肝经原穴，可滋养肝阴，补益肝血，濡养后天之本。重症肌无力为全身性疾病，精灸五脏俞调节五脏气血功能，气海加强培补元气，中脘、滑肉门加强健脾。耳针心、肝、脑巩固疗效。

（陆征麟）

·病例2·

患者文某，女性，69岁，于2018年5月15日初诊。

病史摘要 患者因"右眼睑抬举受限、睁眼困难3个月"入院。刻下症见：患者精神可，诉右眼睑上抬受限，有疲劳现象，晨轻暮重，活动后加重，休息后缓解，伴右眼干涩瘙痒不适，复视，视物模糊，偶头晕，无头痛，无肢体乏力，无胸闷心悸，无咳嗽咳痰，纳寐可，二便调；舌淡红，苔腻，脉细滑。既往史：2014年在海南省人民医院行左眼胬肉切除术，术程顺利；余无特殊。专科查体：神清，对答切题，查体合作，自动体位；右结膜充血，右眼睑上抬不充分，眼裂约0.5 cm，有疲劳现象，晨轻暮重，眼外展、内上、下斜可见轻度眼震，四肢肌力、肌张力正常；双侧直腿抬高试验阴性，加强试验阴性，双侧"4"字试验阴性，指鼻试验、轮替动作、闭目难立征均阴性；新斯的明试验阳性，上睑疲劳试验阳性。

西医诊断 重症肌无力（眼肌型）。

中医诊断 睑废（脾虚气陷夹湿）。

治则 健脾益气，兼以化湿。

处方

针刺：百会、印堂、承浆、水沟、内关、阳陵泉、照海、申脉、太冲、阳白（右）、四白（右）、鱼腰（右）、太阳（右）、攒竹（右）。

发泡灸：风府、风池、颈百劳、四花穴。

精灸：十二俞穴接经（从肺经开始）、引气归元、申脉（双）、肺俞（双）、脾俞（双）、膀胱俞（双）、涌泉（双）。

刺络：大椎、肝俞。

埋针：心俞、胆俞（双侧交替）。

埋耳针：眼、肝（双耳交替）。

中药：补中益气汤合苓桂术甘汤加减。黄芪30 g，党参15 g，白术15 g，茯苓15 g，甘草10 g，当归15 g，陈皮15 g，升麻15 g，柴胡15 g，桂枝10 g，5剂，每天1剂，水煎内服。

治疗经过　患者仰卧位，针刺上述穴位得气后，留针30分钟；出针后行发泡灸及精灸治疗，每穴2壮，发泡灸注意保持创面干燥、避免感染；灸后刺络放血；最后埋针，背俞穴每次选一侧，耳针每次选单侧，再次治疗时选对侧，留针2天，以上方为主治疗，每周治疗5次，10次为1个疗程，约2个疗程后，患者右眼睑上抬有所改善，继续门诊随诊治疗。

按语　重症肌无力是一种主要累及肌肉-神经接头突触后膜乙酰胆碱受体的获得性自身免疫性疾病。重症肌无力最常见类型为眼肌型，通常累及部位为眼外肌，可出现斜视、复视、视力模糊、眼睑下垂等症状，随着病情的加重可进展为中度全身型、重度激进型等全身型重症肌无力。上睑下垂，在古籍中称为"睑废""睢目""眼睑垂缓""目睑垂重""睑垂"等；《诸病源候论》记载："目是腑脏血气之精华，肝之候，然则五脏六腑之血气，皆上荣于目也。若血气虚，则肤腠开而受风，风客于睑肤之间，所以其皮缓纵，垂覆于目，则不能开，世呼为睢目，亦名侵风。"符文彬教授认为本病发病与脾脏有密切关系，脾为"后天之本，气血生化之源"，居中焦，为气机升降之枢纽，脾主四肢肌肉，脾虚则四肢痿废不用，上眼睑属脾，脾弱气虚，升举无力，故眼睑下垂，中药予补中益气汤合苓桂术甘汤加减。针刺方面，"目为肝之窍，心之使，五脏六腑之精气皆上注于目"，选取手厥阴心包经之内关，足少阳胆经之阳陵泉，用以养心柔肝。针刺取督脉百会，督脉与肝经通于颠，百会可同调肝经及督脉之气；印堂为督脉循行线上的经外奇穴，可调神导气；太冲为足厥阴肝经的输穴、原穴，主调血，有疏肝柔肝之功。申脉为膀胱经穴，阳跷脉所生之地，足太阳膀胱经，太阳为巨阳，行身之后，主筋所生病。照海为阴跷脉所生之地，肾为先天之本，阴跷脉主一身左右之阴。申脉、照海二穴同调阴阳，运行营卫，使经筋柔和，眼睑开合正常。另取腹针引气归元以取其后天滋补先天之意。灸涌泉以滋水涵木。《灵枢·大惑论》曰"五脏六腑之精气，皆上注于目而为之精，精之窠为眼，骨之精为瞳子……肌肉之精为约束……上属于脑，后出于项中，故邪中于项"，故配以发泡灸风池、颈百劳、四花穴以激发阳气、舒筋通络。患者眼睑抬举乏力，晨轻暮重，符文彬教授取十二俞穴接经，考虑到患者阴阳俱损，五脏失调，用大接经法以起到大补元气之功。最后，根据"一针二灸三巩固"的针灸阶梯治疗模式，予埋针心俞、胆俞及耳穴眼、肝以加强活血利胆、柔肝息风之效。

（王能）